心身性皮肤病
皮肤病的心理影响
Psychodermatology
The Psychological Impact of Skin Disorders

主　编　Carl Walker
　　　　Linda Papadopoulos

主　审　凌　锋　王建平

主　译　张海萍　朱雅雯

人民卫生出版社
·北　京·

译者名单 (按姓氏笔画排序)

王杰颖　首都医科大学宣武医院
王海红　河北省人民医院
邢　嬛　首都医科大学附属北京儿童医院
朱雅雯　西北师范大学
任荣鑫　北京医院
刘晨阳　北京大学第三医院
孙瑞凤　首都医科大学附属北京天坛医院
李　曼　首都医科大学宣武医院
张艺丹　首都医科大学宣武医院
张宇婷　首都医科大学宣武医院
张海萍　首都医科大学宣武医院
林雪霏　首都医科大学宣武医院
周田田　首都医科大学附属北京潞河医院
赵思雨　天津市第三中心医院
常　晓　首都医科大学宣武医院
蒋文静　中国中医科学院广安门医院
韩秀峰　北京儿童医院顺义妇儿医院

主编简介

　　Carl Walker 是一名在心身性皮肤病领域有广泛实践和研究经验的健康心理学家,在以健康为主题的心理学杂志上发表了大量的皮肤病的心理学和社会学问题的论文。同时他也是《了解皮肤问题》(*Understanding Skin Problems*)的共同作者,这是一本指导皮肤病患者应对自身疾病所带来的各种挑战的科普读物。他还参与协调一项由欧盟资助的在欧洲范围内评估初级保健机构中抑郁发生危险因素的研究项目。

　　Linda Papadopoulos 是一名健康顾问和心理咨询师,在医学心理学及心身性皮肤病学领域中发表过多篇文章。同时她在全球范围内,针对从事损容问题以及皮肤病治疗的专业人士进行了多次专题讲座。她的研究成果经常在媒体上展示,其代表著作《皮肤病学中的心理学方法》(*Psychological Approaches to Dermatology*)和《了解皮肤问题》在皮肤病学及损容治疗领域的贡献卓著。

序一

作为一名神经外科医生,我对神经系统疾病导致的特征性皮肤改变的认识,来自多年的临床实践,如脑面血管瘤病(Sturge-Weber 综合征)引起的面部三叉神经分布区域的"酒红色"血管痣,结节性硬化患者的皮肤色素缺失和鲨鱼皮样改变,ACTH 垂体腺瘤(Cushing 病)引起的"满月脸""水牛背"以及躯干部位的皮肤痤疮。皮肤的"外在表现"为临床诊断提供了依据,而"内在原因"却极为复杂,有生理性和病理性两种原因。成长的经历也告诉我们,临近"大考"之前脸上长出的"疖肿",很多都是紧张与压力造成的,由此可见,心理状态会影响皮肤,而皮肤疾病会影响每个人的颜面尊严、生活质量和生活方式。"你因为疾病而感到压力,而你的疾病因为压力而变得更糟。"为了避免上述循环,在规范治疗的同时,我们应致力于如何舒缓患者压力、如何体现医学人文关怀的本质,医疗服务模式的变革和专业队伍的培养是提升"患者就医体验"的必由之路。

近年来人们越来越重视来自情绪、情感和压力导致的心因性疾病。所谓"皮 - 脑轴"(brain-skin axis)的生理机制研究取得了进展,神经病学 - 免疫学 - 内分泌学 - 皮肤病学多学科交叉融通,形成了皮肤病学的分支"心身性皮肤病(psychodermatology)"。心身性皮肤病学既是一门学科,一种专业,更是社会和患者的强烈需求,从临床出发,以研究为导向,帮助人们理解皮肤病的心理学、社会学意义，以提供高质量的临床服务。正如本书的作者所言，我们希望《心身性皮肤病：皮肤病的心理影响》一书能够激励皮肤病学领域的专业人士积极探索和沟通，提高对皮肤病患者所面临困难的认识。其中一个突出问题是如何弱化、降低皮肤病给患者带来的痛苦和压力。如果通过本书，能使人们认识到皮肤病患者为对抗疾病所付出的辛苦努力，那一切都很值得。

最后，要特别感谢并祝贺首都医科大学宣武医院皮肤科张海萍博士能够敏锐把握学科发展前沿，从回归医学关怀的本质出发，以解决患者临床需求为导向，率领团队翻译了这本《心身性皮肤病：皮肤病的心理影响》。相信此书可以帮助专业人员更好地了解皮肤病患者的心理特点和相关皮肤病的特征，通过识别患者的心理痛苦，给予适当的社会心理干预，最终为患者提供更好的医疗健康服务，以期努力推动我国心身性皮肤学的发展。

赵国光

2021 年 10 月

序二

皮肤是人体最大的保护器官,同时与人的美感密切相关,直接关系到一个人的心理健康状态。皮肤疾病对患者及其家庭产生的影响远远超出我们的了解,直到现在,在许多地区,对于皮肤病的污名化仍在令皮肤病患者蒙受着巨大的病耻感;幼年时期罹患皮肤疾病会对成年后的身体意象产生显著负面的作用。同时,皮肤疾病会引发各种情绪问题或伴发各种心理障碍,尤其是强迫障碍及其相关障碍等,严重影响个体或患者的社交和生活质量。

大量心身医学的证据显示:每个人的人格特点、文化背景、认知方式都会影响他/她的心身健康。新兴的心身性皮肤病学是一门交叉学科,整合了精神病学、心理学、神经病学和皮肤病学的基础和临床研究进展,对阐明皮肤病的病因以及改善诊疗效果都将产生显著的影响。

本书是欧洲皮肤病学和精神病学协会的推荐用书,也是国际上少见的从心理学角度论述皮肤疾病的专著,其中详细介绍了皮肤病引起的生理、心理及社会影响,为这个交叉学科的建立从心理学的角度提供了完整的知识框架。通过阅读本书,一般读者将了解到皮肤疾病是如何影响个体的人际互动、日常生活及应对方式,还可以了解到治疗皮肤疾病的常见心理学方法。而专业人士则可以了解皮肤病患者所面临的生理及心理方面的诸多困难,并启发相关学科的研究人员不断深入探索,为皮肤病患者的康复及幸福感的获得不懈努力。

我真诚地向读者推荐阅读这本书。

王建平

2021 年 10 月

译者序

　　心身性皮肤病学是一个涉及精神病学、神经病学、心理学和皮肤病学的交叉学科,是 20 世纪后期才逐渐建立起来的年轻的学科。随着医学模式向生物 - 心理 - 社会模式的转变,心理及社会因素在皮肤病发生、发展及转归中的作用和影响越来越受重视。与内脏疾病不同的是,由于皮肤病的可见性以及来自社会对于皮肤病可能具有传染性的恐惧,皮肤病患者的心理问题非常常见,但是国内对这一领域尚无专门的论述及研究,皮肤科医生仍然主要依据病情的客观严重程度进行临床诊治。

　　本书涵盖了影响皮肤病患者的一系列重要的社会及心理问题,包括病耻感、应对、人际关系、生活质量、共病、对儿童的影响、心理神经免疫学和心理治疗,而这些正是国内皮肤科医生、心理科医生们一直忽视的内容。最先读到本书是源于欧洲皮肤病学和精神病学协会的推荐,感觉内容系统、新颖,把国内临床医生们一直忽视的皮肤科患者的社会心理问题进行了极为详尽的介绍,遂着手组织中文翻译,但是限于国内心身性皮肤病学尚处于起步阶段、心理学专业人员对于心身性皮肤病患者的心理问题了解得并不充分、国内相关的研究亦尚未形成体系、许多心理学专业术语缺乏中文对照等诸多原因,造成本书的审校过程非常缓慢。历经译者们不断学习、完善的 3 年,终于可以将本书尽量准确、科学地呈现给读者。

　　本书是一本由心理学家主编的心身性皮肤病学领域专业参考书，而且是一部从心理学角度全面阐释皮肤病患者社会心理问题特点的专业书籍，适合所有为皮肤病患者提供诊疗服务的皮肤科医生、精神科医生、全科医生以及心理从业人员查阅。同时，对于皮肤科常见的心理问题，也给出了较为全面的治疗建议。相信此书可以帮助专业人员更好地了解皮肤病患者的心理特点和相关皮肤病的特征，通过识别患者的心理痛苦，给予适当的社会心理干预，最终可以为患者提供更好的医疗健康服务，并在一定程度上，推动我国心身性皮肤病学的发展。

　　本书译者是一群勤奋、阳光、年轻的皮肤科医生和研究生，在翻译本书的过程中，每一位译者身边的神经科、精神科以及心理专业的同行都给予了无私的支持和特别专业的建议，特别感谢首都医科大学宣武医院凌锋在本书审校过程中给予的专业指导。同时，更要深深感谢北京师范大学心理学部王建平教授、西北师范大学心理学院朱雅雯博士在心理学理论方面严格地把关。即便如此，由于译者水平有限，书中许多专业名词尚缺乏规范、统一的中文术语，某些内容的翻译仍存在不尽如人意之处，真诚地希望各位专家、学者提出宝贵的意见。

张海萍

2021 年 2 月

原著前言

　　对于皮肤病给患者带来的种种不适，许多人唯独没有意识到疾病会对患者的心理层面产生多么重大的影响。一直以来，皮肤病被医学界人士以及普通民众认为"只是面子问题"，但与大多数内脏疾病不同的是：皮肤病很容易被他人发现。正是由于这个原因，传统观点不足以解释皮肤病对患者所产生的深刻心理影响。皮肤病会影响到患者的生活质量、自尊、身体意象，甚至是生活方式。而且，皮肤病对患者的影响程度往往与传统医学概念中疾病的严重程度无关。为了真正理解这种影响，我们需要了解患者本人的人格特点。在我们的临床工作中，确实遇到过许多全身存在大面积皮肤病变的患者，而其社会及心理功能依然正常。相反的是，有些患者因其存在的极微小的皮肤病变，即使在非暴露部位，也会严重地影响他们的工作、社交，甚至亲密关系。对患者来说，皮肤病的这种特点使之可能成为最简单抑或是最复杂的疾病。面对挑战，患者的反应和适应过程取决于多种因素。近年来，越来越多的研究开始关注皮肤病对患者及其家庭成员的心理影响，我们开始认识到患者及其社交网络所面临的各种问题的严重程度。

　　阅读本书之前，必须要弄明白，究竟什么是心身性皮肤病学？只有明确了定义，作为健康工作者的我们，才能够理解本书的内容与方向。心身性皮肤病学既是一门学科，更是一种专业的、从临床出发的、以研究为导向的理念,可以帮助人们理解皮肤病的心理学、社会学意义。本书对心身性皮肤病学领域的重要贡献,不仅是因为它的内容,还因为我们希望针对的读者群。这本书的目的是使卫生从业人员能够最大限度地有效解决与不同年龄皮肤病患者都相关的各种问题。因此,本书的受众极为广泛,不仅包括皮肤病领域的科研人员,也包括接触皮肤病患者和他们家庭的专业人士,包括皮肤科医生、皮肤科护士、心理医生、精神科医生和全科医生。本书每一章节均提供了该主题的关键信息导览,详细讨论了皮肤病引起的生理、心理及社会影响,这为专业人士提供了一个参考框架,以了解与皮肤病相关的各种因素。

本书强调了临床医生和科研人员之间应加强协作,以同时提高科学研究及临床服务质量的重要性。

最重要的是,我们希望本书能够激励皮肤病学领域的专业人士积极探索支持性沟通,提高对皮肤病患者所面临困难的认识。其中一个突出问题是如何弱化、降低皮肤病给患者带来的痛苦和压力。如果通过本书,能使人们认识到皮肤病患者为对抗疾病所付出的辛苦努力,那一切都很值得。

Carl Walker
Linda Papadopoulos
2004 年

(王杰颖 译,张海萍 校)

原著致谢

感谢剑桥大学出版社和各位编辑，尤其感谢Pauline Graham和 Betty Fulford 在本书写作、出版过程中的鼎力支持、鼓励和及时的意见反馈。

我们珍视与痤疮支持小组和英国白癜风协会建立的联系，尤其是Maxine Whitton女士，既是一位患者，也是一位专业人士，她的励志、无法估量的投入、承诺，源源不断地使全世界患心身性皮肤病的人们直接或间接受益。

最后，我们要感谢多年来花费大量时间参与我们研究的患者及其家属。在研究过程中暴露自己，对于这些患者来说是非常困难的事情，他们付出的时间、精力和勇气使研究人员和专业人士得以创造出一系列能够帮助皮肤病患者的成果。

（王杰颖 译，张海萍 校）

目录

1

绪论

Carl Walker

"……你开始变得内向，不想与人接触，变得抑郁，强迫性地关注其他人，希望看到另一个同样的病患。你一点一点地经历着一个非常缓慢的人格变化的过程，一个坚强的人变得孤立。你开始变得愤怒、悲伤、绝望。一段时间后，即便是走出自己的家门，也开始成为一件需要思量的事……"一名 27 岁的女性如是叙述着她 15 年的白癜风疾病史。

APGS Call for Evidence（2003）

一直以来，皮肤就被认为是"表达器官"（Sack，1928），将每个人的身体和外部世界分隔开，同时皮肤也是呈现给陌生人的"第一印象"。皮肤是人体最大的器官，可以对多种不同的刺激产生反应，包括生理上的（即外部有害物质引起的皮疹）和心理上的（当感到尴尬时可能会脸红），充分显示出皮肤与内外多种因素之间关系的复杂性。特别是皮肤病可以直接影响触觉、性活动和躯体接触，而害怕、紧张或害羞以及性高潮或兴奋则可以表现为面色苍白、双颊绯红和毛发直立（Van Moffaert，1992）。

不同于大多数内脏疾病，皮肤的病变常常可以被他人直观看到，因此皮肤病患者的社交和情绪往往也会受到影响。尽管外在的异常会影响心理及社会功能，但很少人会关注皮肤病患者的社会心理问题。与其他疾病不同，皮肤病患者可以直接看到皮损，也因此直接影响病情的进展。由于大多数皮肤病都伴随着疼痛或其他不适,因此很难区分并评估其对患者的生活质量、自尊心以及生理变化和社会心理学方面的影响。人们很早就注意到精神因素与皮肤问题之间的关系(Wilson,1863;Engles,1982),但是,直到最近,才有越来越多的文献报道关注成年人的皮肤病与其社会心理问题之间的关系(Al' Abadie,1994;Papadopoulos & Bor,1999)。最新的一些研究探讨了皮肤病患者的抑郁、焦虑、自尊、身体意象、生活质量和人际关系 / 与性有关问题的发病状况(Papadopoulos & Walker,2003)。皮肤病可以引发潜在的心理冲突,研究结果揭示了与皮肤病整体感受有关的系列问题。

皮肤病和心理学:复杂的联系

心理因素与皮肤病通过多种不同的方式互相联系。很多学者认为多种心理障碍与皮肤病的发病有关,从弗洛伊德的癔症转移机制(Strachey,2001)到 Sheppard 等(1986)的独特的神经生理学障碍的概念。在过去,心理 - 皮肤现象曾经被按照特定的人格冲突和皮肤症状进行分类(Obermeyer,1985),直到 1983年,Koblenzer 提出了一个分类系统,将心身性皮肤疾病分为 3个不同的亚类:

- 完全由心理因素引起的皮肤病。
- 与心理因素密切相关的皮肤病(如荨麻疹)。
- 由遗传因素和环境因素导致的、病情进展与应激有关的皮肤疾病(白癜风,湿疹)。

随着对免疫因素影响的理解,1992 年,Koblenzer 进一步修改、完善了这一分类系统的定义:

- 精神疾病的皮肤表现。
- 社会心理应激对潜在皮肤病或皮肤病临床表现的影响。

- 精神与躯体效应。

据估计,就诊于皮肤科门诊的 40% 到 80% 的患者都经历过明确的心理或精神问题。Cotterill(1989) 把这些患者归于 5 种状况:

- 由于皮肤病导致出现社会心理问题(比如抑郁症)的患者。皮疹的可见性是并发症出现的主要原因之一,在这个群体中,出现自杀想法的情况并不少见。

- 争议较大的是那些由于过度的压力或紧张而导致皮肤病变的患者。尽管难以量化,仍有大量的研究(Van Moffaert, 1992;Liu et al.,1996;Papadopoulos et al.,1998)提示:压力在许多皮肤病的发生中扮演着重要的角色,例如白癜风、湿疹、银屑病、痤疮和荨麻疹。

- 第 3 组患者是那些人为造成的皮肤病变的患者,比如人工皮炎、拔毛症、腿部或手臂肿胀。

- 皮肤妄想症的患者最常见的精神病学异常为抑郁。患者可以表现为与皮肤或毛发有关的躯体化症状以及寄生虫妄想。实际上这类情况并不常见,通常这些患者可以诊断为单一症状性疑病性障碍。

- 最后一组患者因服用精神类药物而出现皮肤问题。例如,易感个体服用锂剂后可能会出现痤疮和银屑病。

皮肤病常常,而非极少,伴有外表的改变。对他人来讲,这些变化往往显而易见。这就产生了两个常见的问题。首先,这种变化很可能会被注意到并引起他人的关注。这会让患者感到无法控制他人可能在何时,以及如何得知他们的疾病。患者的病情通常会变成"公共事件"。然而,对于许多不可见的内脏疾病的患者,则可以自主决定公布病情的时机与知晓的范围。

其次,皮肤病经常与不注意卫生和会传染一类的谬传联系在一起(Kleinman,1988)。这会使周围人对待患者的方式变得很负面,患者通常会产生强烈的病耻感。皮肤病的进展性、发作性的特点意味着患者有时会觉得他们必须不断地适应自己外表的变化。患者常常会觉得自己有缺陷,避免进入自己的疾病会被他人发现的社交场合。和其他人相比,他们的身体意象会更差,自尊心会更低(Papadopoulos et al.,1999)。

许多皮肤病的发作性特点也会影响患者对于自己疾病发生原因的理解。面对尚未确定的病因以及起伏不定的病情,患者会产生他们自己对病情恶化的原因的分析和解释(Papadopoulos & Walker,2003)。这可能会导致患者主动回避某些与症状严重程度无关的行为、环境或活动,而有时这种回避会损害患者本人的生活质量。来自他人的负面反应和面对这种反应的恐惧心理是皮肤病患者不得不面对的一个挑战,"公正世界假说"(Just World Hypothesis)的想法认为损容者是罪有应得,患者目前的状况只是他以前行为不端或者作恶的惩罚(Goffman,1968),加上害怕皮肤病有传染性、不知道如何与外表异常的皮肤病患者进行接触,以上种种顾虑叠加在一起,使得患有皮肤病的体验极具挑战。通常,当人们得了比较严重的或者是某种慢性疾病时,他们会问:"为什么是我得了这种病? 我做了什么才得了这种病?"这种思考过程基于患者会觉得是自己做了什么错事而受到了惩罚,通常会有种负罪感。确实,患者常常自己把皮肤病与性生活和传染联系起来。此外,当发现"正常自我"出现瑕疵,距离"理想自我"的差距往往会导致羞耻的感觉。对皮损的看法和担忧常常转移成对整个自我整体的评判,患者会形成三段论:皮肤病是丑陋的,我有皮肤病,所以我是丑陋的(Papadopoulos & Walker,2003)。

Updike(1990)深刻分析了银屑病患者所背负的羞耻的内涵。他认为,面对皮肤病患者,正常人想要转身离开或是感觉到内心不适的冲动,源于对患者所处状态的短暂的认同。患者象征着我们自身的脆弱、缺陷,我们的防御和缺乏自主。Updike

认为,我们转身离开的,是那些让我们想起了自己固有的人性和脆弱的人。

皮肤病和身体意象

健康工作者想要了解皮肤病患者的社会和心理感受,必须首先理解患者的认知状态及其对自身疾病和自我感知的表达方式(Weinman et al.,2000)。

身体意象可以理解为我们对自身形象的高度个性化体验的"内观"。社会上许多人对自己的身体体验都存在着消极态度、不快以及自我成见。身体意象是他们自身的难题,常常引起一系列的心理困扰(Papadopoulos & Walker,2003)。

20 世纪早期,身体意象的概念和研究主要聚焦于患者的神经损伤。虽然因此把身体意象的研究纳入了科学研究的领域,但很少有人关注身体体验的心理层面。最近,这种情况发生了变化。在过去的 20 年中,随着临床对进食障碍兴趣的激增,出现了大量关于身体意象的研究。身体意象和进食障碍研究领域的融合取得了很多进展,但同时也有其不利的后果(Cash & Brown,1987)——身体意象成为扭曲的体形或者被过分强调的体重的代名词。而同时,身体意象的其他方面,比如皮肤问题,则有被边缘化的倾向。

根据文献,Cash 和 Pruzinsky(1990)将身体意象归纳为几个综合的主题,认为身体意象是多层面的概念,分别包括对于身体的认知、感觉与想法。身体意象感觉与自我感觉相互交叉,同时,身体意象有很强的社会学意义。也就是说,人际意义和文化社会化定义了人体美学的社会意义和个人的身体特征的个人意义。此外,Cash 和 Pruzinsky 指出:身体意象不是一成不变的,其特点和状态两个层面均可发生变化,因此可以自由地与一系列因素(包括外部,社交事件和皮肤病等损容状况的存在)交互作用。这与皮肤病患者密切相关,因为他们的身体意象的概念往往随着疾病的发作性和可视性而变化(Thompson et al.,2002)。

研究显示,不论男性还是女性,在其一生的经历中,对自我身体的不满和不良的心理调适能力之间存在着一定的联系(Cash,1985),同时表明,整体自我评价指标的四分之一到三分之一都与我们对身体意象的评估有关(Cash & Pruzinsky,1990)。因此,自身身体的满意度对社会心理健康有相当大的影响。文献也表明身体满意度和抑郁(Noles et al.,1985)、社交自信以及社会评价焦虑程度(Cash,1993)相关。

自我图式和身体意象

对身体意象不满的根本原因在于个体对自我身体的感知与其理想中完美的身体状况之间存在差异。现实与理想的距离导致自我批判、内疚和自我评价降低。自我图式是那些使一个个体与众不同的要素的心理表征。Myers 和 Biocca(1992)认为身体意象是构成自我的心理表征的一部分,与组成自我的其他因素一样,身体意象属于精神层面,不是一个客观的指标。本书作者认为:很多因素都可以影响个体构建其身体意象的心智模型,其中包括"社会代表的理想的身体(socially represented ideal body)"(理想是符合媒体的概念,同伴和家庭的看法),客观的身体和"内在的理想身体(internalised ideal body)"(一种介于客观身体和社会代表的理想身体之间的概念)。他们认为身体意象是灵活的,随着心情、情绪和社会背景的变化而频繁改变。

Cash 和 Pruzinsky(1990)认为,特定的情境事件有助于激活与身体外观有关的自我图式和自我评估的信息处理进程。"个体身体对话"(private body talk)是指含蓄或内在的对话,如自动的想法、解释和结论。对于有负面身体意象的皮肤病患者而言，这种自我对话可以反映出患者一贯的错误的解释模式及其特定的错误认知。由这些认知引起的防御行为包括回避、隐瞒、强迫性的纠正以及寻求社会保障。

皮肤病的心理影响

有学者认为，外观有别于常人的皮肤病患者的意识，可以更为敏锐地感知自己身体及与相关社会标准有关的压力。这种压力对其本人和社会均产生影响，如影响个人的人际关系、爱好习惯（Porter et al.，1987）、生活质量和期许（Lanigan & Cotterill，1989)，以及职业抱负（Goldberg et al.，1975)。

对心身性皮肤病临床表现的研究导致了更多的对与皮肤病相关的社会心理影响关注的增加。包括抑郁、身体意象和自尊降低，人际关系障碍、生活质量下降（Dungey & Busselmeir，1982；Obermeyer，1985；Porter et al.，1987；Papadopoulos et al.，1999)。事实上，研究表明，皮肤病患者比普通人群有着更高水平的心理和社会痛苦（Root et al.，1994)，更差的身体意象和自尊（Papadopoulos et al.，1999)。他们会尽量避免任何可能暴露皮损的情境（Rubinow et al.，1987)。Leary 及其同事（1998）认为，社交焦虑的程度取决于一个人对其是否可以成功掌控其形象的信心。已经表明，社交焦虑是损容严重程度与患者情绪反应之间的介导因素。

针对皮肤科门诊就诊者的调查显示：其生活在诸多方面都受到疾病的影响（Jowett & Ryan，1985)。由于皮肤病，造成伴侣间出现困难、就业机会减少，更不用说疾病对他们自尊心的伤害。此外还包括：工作能力受限、人际交往障碍、焦虑增加，缺乏信心。许多患者觉得他们的皮肤问题影响了自己与他人的亲密关系和寻找伴侣的能力（Porter et al.,1990）。此外,英国的一项关于痤疮的调查显示痤疮患者的失业率显著高于对照组（Cunliffe,1986）。

也有证据表明由于皮肤疾病而造成跨文化歧视,最典型的例子就是盘尾丝虫皮肤病（onchocercal skin disease,OSD）,一种主要在非洲出现的与河盲症（盘尾丝虫病）相关的损形性皮肤病。通过在非洲5个不同的地区对OSD患者进行的一系列调查,结果发现:病耻感与受访者所处的特定的地理及文化环境高度相关（Vlassoff et al.,2000）。

对于皮肤病最大的误解就是多数人都会认为:患者皮肤病的严重程度在一定程度上与特定的社会心理问题有关。这种误解导致患者及其朋友、家人、健康专业人士之间出现了隔阂,外人会想当然地认为:这么小甚至看不见的皮肤损害不应该影响患者的心理状态。Thompson 和 Kent（2001）根据大量证据提出:个体对外表的感知,即内视,与外表的社会现实的关系其实非常有限（Ben-Tovim & Walker,1995；Robinson et al.,1996；Kleve et al.,2002）。

管理

皮肤病的心身管理需要具有透视皮肤及其病变的能力,这意味着在更加全面的视角下,运用回忆技术（anamnestic techniques）与和谐的医患关系。包括传统的精神分析、认知行为治疗、生物反馈、行为调节和以洞察为导向的心理治疗在内的许多心理学技术方法已被用于治疗皮肤病,但对这些心理学疗法的评价尚不充分（Van Moffaert,1992）。然而在皮肤科使用心理治疗的确改善了患者的生活质量,而且至少没有坏处。非药物治疗的一个主要问题,在于不像药物研究那样对科研团队有着内在的吸引力。药物研究能够阐明化学结构以及生理和生化过程等内容,具体的结构可以得出明确的结论,而非药物治疗虽然可以缓解人体复杂的反应,但却很难彻底揭示其机制。

正如前文所述,外表可见的疾病对患者的影响显著。近年来,人们对心理治疗的作用和暴露可见的疾病的兴趣逐渐增加。心身性皮肤病学的实践需要综合诊治,任何单一的方法治疗心身性皮肤病肯定是无效的(Brown & Fromm,1987)。在当前的医疗背景下,卫生专业人员缺乏知识的广度是存在的突出问题。全科医生常常在皮肤科领域感到力不从心,而皮肤科医生自己可能会对属于心理领域的治疗感到不知所措。而有关心理干预的应用和效果的研究表明,其似乎可以成为标准医学治疗的有用的辅助手段。

理论模型和心身性皮肤病学

对任何学科的定义都需要明确学科所处的理论和历史框架,这个方法同样适用于心身性皮肤病学。到 20 世纪 50 年代,传染病的发病率迅速下降,非传染性疾病则不断增加,后者包括与生活方式相关的疾病如肺癌和心脏病。卫生条件的改善、接种疫苗和医疗水平的提高导致预期寿命的延长,损害健康的行为如吸烟、饮料、酒精和不良的饮食习惯对健康的影响越来越大。生物医学模式的局限性和疾病流行病学的变化,使得健康领域、心理学和医学研究人员已经开始关注生物 - 心理 - 社会模式,这一模式提出的基本假设是健康和疾病是心理因素、生物因素和社会因素相互作用的结果(Engel,1977)。生物 - 心理 - 社会模式认为健康和疾病是由多种因素引起,会产生多方面的影响(Taylor,1999)。然而有趣的是,对皮肤病来说这种观点并不新鲜,早在 19 世纪,皮肤病学家 Tuke(1884)和 Beard(1880)

就提出过类似的观点。

素质-压力模型

众所周知,情感因素与多种疾病的发生有关。但是在社会心理应激下,一些人生病,其他人则没有问题或者出现完全不同的症状,其中的原因我们却知之甚少。为了理解这一点,有必要根据个体对特定疾病的易感性体会环境与心理变量之间的相互作用。素质-压力模型可以作为生物-心理-社会模式的补充(Meehl,1962),它关注对疾病的易感性、体质、环境失衡与应激之间的相互关系。关于皮肤病,有学者认为患者先天遗传或后天获得的器官劣势决定了心理/生物学因素的作用结果,自主神经活动可以直接通过薄弱的器官表现出来(Winchell & Watts,1988)。在皮肤科,薄弱的器官就是皮肤。

应激与皮肤病

早在19世纪,Hillier(1865)在诊治湿疹病患的过程中,提出精神兴奋、神经衰弱和焦虑是引发疾病的原因。1982年,Teshima及其同事发现情绪应激能够在很大程度上影响免疫系统,并常常以出现皮肤问题为表现形式。他们发现,应激可以导致患者过敏性反应增强,而患者经过放松和自律训练后,过敏的症状可以改善。研究发现应激可以抑制T细胞的功能和巨噬细胞的吞噬能力,推测可能与皮肤病的病理过程有关。此外,Ortonne及其同事(1983)发现中枢神经系统的活动会产生脸红、出汗、面色苍白的症状,他们的研究为证实皮肤和中枢神经系统间的密切联系提供了强而有力的证据。

事实上,有相当多的研究分析了多种皮肤病发生之前的情绪问题的作用,许多共识都表明皮肤病的发生和紧张的生活事件之间的相关性(Greismar,1978;Invernizzi et al.,1988;Harper,1992;Al'Abadie et al.,1994;Liu et al.,1996;Papadopoulos et al.,1998)。

本书介绍

本书旨在为包括心理咨询师、精神科医生、全科医生、护士和皮肤科医生在内的所有将与皮肤病患者共同工作的专业人士提供丰富有趣的科学知识。实际上,本书写作的关键背景便是面向多学科的读者群。这本书出自颇具学术造诣的心理学家、精神科医生、心理治疗师和皮肤科医生之手,由他们共同创作。经验丰富的专家们在各个章节中以己之长详细地介绍了各自领域的专业知识。作为与皮肤病患者打交道的医疗行业的专业人士,我们有责任全面了解皮肤病的各个方面以及不同因素相互作用给皮肤病患者带来痛苦体验的过程。但是,受到时间、财力和组织机构的限制,并非总是可以为了更好地了解生理、心理和社会知识而扩大知识面。如果有可能的话,本书的目的是分享各个领域专家的知识,以此来拓宽包括全科、专科医生在内的相关专业人士的视野,以期在尽可能更全面的范围内为皮肤病患者提供更高水平的服务。

来自诺丁汉大学皮肤科的 Leslie Millard 医生在第 2 章介绍了皮肤病在生理学、心理学和社会学方面多学科之间的联系,以及这些因素间的相互作用和对疾病进程的影响。此外包括心理 - 神经 - 免疫学领域新的治疗方法,以及这些治疗进展与皮肤病之间的关系。

常常与皮肤病伴发的导致身体残疾的最重要的并发症就

是精神疾病,据调查,皮肤病患者中存在典型的精神病和社会心理障碍合并症的比例至少占 30%。第 3 章着眼于与皮肤病有关的心理疾病。安大略大学精神科的 Madhulika Gupta 医生是皮肤病心理社会学领域的专家,强调了皮肤病和精神疾病之间的关系。本章重点关注皮肤病和抑郁、自杀、社交焦虑以及躯体变形障碍等心理问题之间关系的研究进展。

在第 4 章,来自谢菲尔德大学的 Gerry Kent 博士关注与外形缺陷(上文的损容),特别是皮肤病引起的有关的耻感问题。Kent 医生,一位对与白癜风相关的心理问题有特别研究兴趣的心理学家,分析了那些外观异常患者所感受到的误解和偏见。通过介绍耻感的分类、内容、患者的感受、耻感产生的原因、如何减轻患者的耻感以及未来的研究方向,Kent 医生系统阐述了患者经受耻感的多种原因以及耻感引发的反应。

第 5 章详细阐述了影响适应和应对过程的因素。来自谢菲尔德大学的临床心理学家 Andrew Thompson 博士,在皮肤病及其应对方面发表了大量文章,介绍了随着皮肤病发生而出现的各种行为和认知的改变。本章回顾了慢性皮肤病患者调整生活方式的相关文献,详述了影响个体应对和调整过程的重要的因素。

一直以来,亲密关系在皮肤病患病过程中的作用和意义是被忽视的领域,尽管证据显示伴侣是面对疾病时最重要的支持来源。前面章节也讨论了皮肤病对个体的情感与心理的影响,但皮肤病更是常常对亲密关系产生影响。第 6 章关注了这种影响,聚焦皮肤病带来的亲密关系问题。问题涵盖了皮肤病与亲密关系、外表与身体吸引力,以及沟通障碍与性。本章作者是来自伦敦大都会大学的心理咨询师 Litsa Anthis,通过与全世界的皮肤病患者的咨询交流,她积累了丰富的临床和研究经验。

鉴于与儿童健康状况相关的心理问题的影响深远,相对于成年人,解决这些问题对于儿童更加迫切。虽然儿童和年轻人的皮肤病非常常见,皮肤病对儿童时期造成的心理影响的研究却出乎意料地少见。尽管缺乏研究,人们普遍承认皮肤病会对儿童的心理健康、生活质量及其家庭造成影响。第 7 章讨论的是理解儿童皮肤病和心理因素之间的关系这一核心问题。它描述了儿童及其家庭心理影响导致躯体疾病的理论模型,并回顾了针对儿童及其家庭的干预策略和改善其心理状态的方法。Penny Titman 博士,来自 Great Ormond Street 儿童医院的临床心理学家,同时也是儿童皮肤病的社会心理方面的专家,在本章讨论了这个群体所面临的独特的挑战。

在实践层面,皮肤病学研究的是一个很容易看见并触摸到的器官。从直接或鲁莽的问题到粗暴的评论,人际关系问题到抑郁障碍,皮肤问题可能会摧毁许多患者的人生。第 8 章将回顾心理咨询解决皮肤病患者面对的问题,评估常用的心理学治疗方法。它们的疗效将被严格地评估,将会在考虑皮肤病患者面临的潜在挑战之后,推荐应采取的治疗方法。这一章是由 Linda Papadopoulos 博士分享的,她是伦敦大都会大学心理学准教授和本书的共同编者。Papadopoulos 博士通过她严谨的研究和临床经验强调了心理治疗给皮肤病患者带来的潜在好处。

对任何学术领域来说,研究技术和方法学都至关重要,第 9 章将高度关注用来评估生活质量和包括心身性皮肤病在内的健康状况的技术和方法学。Andrew Finlay 博士,来自威尔士大学医学院的顶尖的皮肤科医生,一个心身性皮肤病领域卓越的心理量表专家,介绍了未来的研究方向。

本书的另一位编辑——在心身性皮肤病领域有丰富的实践和研究经验的 Carl Walker 医生,伦敦大学学院的健康心理学家,在第 10 章强调了理解患者对疾病所执的观念的重要性并总结了在此理论框架下的最近的研究成果。作者口语化地展现了皮肤病对患者现实生活的影响的场景以验证前面章节所述的理论。本章还讨论了心身性皮肤病学作为多学科和未来心身性皮

肤病的作用所面临的问题,强调了心理学知识的应用可以使与
皮肤病患者合作的医疗专业人员受益,以及如何帮助患者。

(赵思雨 译,张海萍 校)

参考文献

Al'Abadie, M.S.K., Kent, G.G., & Gawkrodger, D.J. (1994). The relationship between stress and the onset and exacerbation of psoriasis and other skin conditions. *British Journal of Dermatology*, **130**, 199–203.

The All Parliamentary Group on Skin (2003). *Call for Evidence.*

Beard, G.M. (1880). *What Constitutes a Discovery in Science?* New York.

Ben-Tovim, D.I., & Walker, M.K. (1995). Body image, disfigurement and disability. *Journal of Psychosomatic Research*, **39(3)**, 283–291.

Brown, D.P., & Fromm, E. (1987). *Hypnosis and Behavioral Medicine.* Hillsdale, NJ: Erlbaum.

Cash, T.F. (1985). Physical appearance and mental health. In: J.A. Graham & A. Kligman (Eds), *Psychology of Cosmetic Treatments.* New York: Praeger Scientific.

Cash, T.F. (1993). Body-image attitudes among obese enrollees in a commercial weight-loss program. *Perceptual and Motor Skills*, **77**, 1099–1103.

Cash, T.F., & Brown, T.A. (1987). Body image in anorexia nervosa and bulimia nervosa: a review of the literature. *Behavior Modification*, **11**, 487–521.

Cash, T.F., & Pruzinsky, T. (1990). *Body Images: Development, Deviance and Change.* New York: Guildford Publications Inc.

Cotterill, J.A. (1989). Psychiatry and the skin. *British Journal of Hospital Medicine*, **42**, 401–404.

Cunliffe, W.J. (1986). Unemployment and acne. *British Journal of Dermatology*, **115**, 386.

Dungey, R.K., & Busselmeir, T.J. (1982). Medical and psychosocial aspects of psoriasis. *Health and Social Work*, **5**, 140–147.

Engel, G.L. (1977). The need for a new medical model: a challenge for biomedicine. *Science*, **196**, 129–136.

Engles, W.D. (1982). Dermatologic disorders. *Psychosomatics*, **23**, 1209–1219.

Goffman, E. (1968). *Stigma – Notes on the Management of Spoiled Identity.* Harmondsworth: Penguin Books.

Greismar, R.D. (1978). Emotionally triggered disease in dermatological practice. *Psychiatric Annals*, **8**, 49–56.

Goldberg, P., Bernstein, N., & Crosby, R. (1975). Vocational development of adolescents with burn injury. *Rehabilitation Counselling Bulletin*, **18**, 140–146.

Harper, J. (1992). Vitiligo: a questionnaire study. Unpublished research.

Hillier, T. (1865). *Handbook of Skin Disease.* London: Walton & Maberly.

Invernizzi, G., Gala, G., Bovio, L., Conte, G., Manca, G., Polenghi, M., & Russo, R. (1988). Onset of psoriasis: the role of life events. *Medical Science Research*, **16**, 143–144.

Jowett, S., & Ryan, T. (1985). Skin disease and handicap: an analysis of the impact of skin conditions. *Social Science and Medicine*, **20(4)**, 425–429.

Kleinman, A. (1988). *The Illness Narratives: Suffering, Healing, and the Human Condition*. New York: Basic Books, Inc.

Kleve, L., Rumsey, N., Wyn-Williams, M., & White, P. (2002). The effectiveness of cognitive–behavioural interventions provided at Outlook: a disfigurement support unit. *Journal of Evaluation in Clinical Practice*, **8(4)**, 387–395.

Koblenzer, C.S. (1992). Cutaneous manifestations of psychiatric disease that commonly present to the dermatologist – diagnoses and treatment. *International Journal of Psychiatry in Medicine*, **22(1)**, 47–63.

Koblenzer, C.S. (1983). Psychosomatic concepts in dermatology. A dermatologist–psychoanalyst's viewpoint. *Archives of Dermatology*, **119(6)**, 501–512.

Lanigan, S.W., & Cotterill, J.A. (1989). Psychological disabilities amongst patients with port-wine stain. *British Journal of Dermatology*, **121**, 209–215.

Leary, M.R., Rapp, S.R., Herbst, K.C., Exum, M.L., & Feldman, S.R. (1998). Interpersonal concerns and psychological difficulties of psoriasis patients: effects of disease severity and fear of negative evaluation. *Health Psychology*, **17**, 530–536.

Liu, P.Y., Bondesson, L., & Johansson, W.L.O. (1996). The occurrence of cutaneous nerve endings and neuropeptides in vitiligo vulgaris: a case control study. *Archives of Dermatology*, **288**, 670–675.

Meehl, P.E. (1962). Schizotaxia, schizotypy, schizophrenia. *American Psychologist*, **17**, 827–838.

Myers, P., & Biocca, F. (1992). The elastic body image: the effects of television advertising and programming on body image distortions in young women. *Journal of Communication*, **42**, 108–133.

Noles, S.W., Cash, T.F., & Winstead, B.A. (1985). Body image, physical attractiveness, and depression. *Journal of Consulting and Clinical Psychology*, **53**, 88–94.

Obermeyer, A. (1985). *Psychoses and Disorders of the Skin: Psychocutaneous Medicine*. Illinois: Thomas Publishing.

Ortonne, J.P. (1983). *Vitiligo and Other Hypomelanoses of Hair and Skin*. New York, Plenum Publishing.

Papadopoulos, L., & Bor, R. (1999). *Psychological Approaches to Dermatology*. BPS Books. Leicester, UK.

Papadopoulos, L., & Walker, C.J. (2003). *Understanding Skin Problems*. John Wiley & Sons Ltd. Chichester.

Papadopoulos, L., Bor, R., Legg, C., & Hawk, J.L.M. (1998). Impact of stressful life events on the onset of vitiligo in adults: preliminary evidence for a psychological dimension in aetiology. *Clinical and Experimental Dermatology*, **23(6)**, 243–248.

Papadopoulos, L., Bor, R., & Legg, C. (1999). Coping with the disfiguring effects of vitiligo: a preliminary investigation into the effects of cognitive–behavioural therapy. *British Journal of Medical Psychology*, **72(3)**, 385–396.

Porter, J.R., Beuf, A.H., Lerner, A., & Nordlund, J. (1987). Response to cosmetic disfigurement: patients with vitiligo. *Cutis*, **39**, 493–494.

Porter, J.R., Beuf, A.H., Lerner, A., & Nordlund, J. (1990). The effect of vitiligo on sexual relationships. *Journal of American Academy of Dermatology*, **22**, 221–222.

Robinson, E., Rumsey, N., & Partridge, J.P. (1996). An evaluation of the impact of social interaction skills training for facially disfigured people. *British Journal of Plastic Surgery*, **49**, 281–289.

Root, S., Kent, G., & Al-Abadie, M. (1994). The relationship between disease severity, disability and psychological distress in patients undergoing PUVA treatment. *Dermatology*, **189**, 234–237.

Rubinow, D.R., Peck, G.L., & Squillace, K.M. (1987). Reduced anxiety and depression in cystic acne patients after successful treatment with oral isotretinoin. *Journal of American Academy Dermatology*, **17(1)**, 25–32.

Sack, T. (1928). As cited in F.A. Whitlock. (1976). *Psychophysiological Aspects of Skin Disease*. London: WB Saunders Limited.

Sheppard, N.P., O'Loughlin, S., & Malone, J.P. (1986). Psychogenic skin disease: a review of 35 cases. *British Journal of Psychiatry*, **149**, 636–643.

Strachey, J. (2001). *The Complete Psychological Works of Sigmund Freud: 'A Case of Hysteria', 'Three Essays on Sexuality' and Other Works*. Vintage.

Taylor, S.E. (1999). *Health Psychology*. McGraw-Hill. New York.

Teshima, H., Kubo, C., & Kihara, H. (1982). Psychosomatic aspects of skin disease from the standpoint of immunology. *Psychotherapy Psychosomatics*, **37**, 165–175.

Thompson, A., & Kent, G. (2001). Adjusting to disfigurement: processes involved in dealing with being visibly different. *Clinical Psychology Review*, **21(5)**, 663–682.

Thompson, R.A., Kent, G., & Smith, J.A. (2002). Living with vitiligo: dealing with difference. *British Journal of Health Psychology*, **7**, 213–225.

Tuke, D. (1884). *Influence of the Mind upon the Body*. London: Churchill.

Updike, J. (1990). *Self consciousness Memoirs*. London: Penguin Books.

Van Moffaert, M. (1992). Psychodermatology: an overview. *Psychotherapy and Psychosomatics*, **58**, 125–136.

Vlassoff, C., Weiss, M., Ovuga, E.B.L., Eneanya, C., Titi Nwel, P., Sunday Babalola, S., Awedoba, A.K., Theophilus, B., Cofie, P., & Shetabi, P. (2000). Gender and the stigma or onchocercal skin disease in Africa. *Social Science & Medicine*, **50**, 1353–1368.

Weinman, J., Petrie, K.J., Sharpe, N., & Walker, S. (2000). Causal attributions in patients and spouses following first-time myocardial infarction and subsequent lifestyle changes. *British Journal of Health Psychology*, **5**, 263–273.

Wilson, A. (1863). As cited in F.A. Whitlock (1976). *Psychophysiological Aspects of Skin Disease*. London: WB Saunders Limited.

Winchell, S.A., & Watts, R.A. (1988). Relaxation therapies in the treatment of psoriasis and possible psychophysiologic mechanisms. *Journal of the American Academy of Dermatology*, **18**, 101–104.

2

心理神经免疫学

Leslie Millard

引言

谚语"心胜于物"是指心灵控制物质,并且可以影响疾病的发生、发展和结局。也就是说在某种程度上,精神状态不仅显著地左右个体对疾病的感知,同时也对疾病的类型和严重程度产生重要的影响。"幸福感"的含义在所有的文化中都是共同的,并与"生命力""重要生命能量"的概念有关,在汉语中相当于"气",在日语中是"ki",在梵文中是"prana"。面对症状和疾病,我们怎样才能进一步了解"谈话疗法"的疗愈价值及其在康复中的生理效应?为什么抑郁的患者会有更多的疾病?它与免疫抑制有关吗(Irwin, 2002)?这种效应是如何介导的?

本章将简要叙述皮肤病和神经精神病学的历史关系。此外,还将概述大脑、神经和皮肤的解剖结构,这些组织在胚胎学上均来自外胚层。起源于神经板、中枢神经系统、外周神经及皮肤中的黑素细胞和 Merckel 细胞均从神经嵴分化而来(Bernstern, 1983)。同时,本书还将介绍大脑和免疫系统之间功能的联系,两者间经由自主神经系统连接起来,通过下丘脑 - 垂体通路,神经 - 内分泌系统得以发挥作用。免疫系统和大脑之间的联系是双向的,主要通过神经和局部组织,包括皮肤释放的神经肽这类化学递质所介导。神经 - 免疫 - 皮肤 - 内分泌系统(neuro-immuno-cutaneos-endocrine system=, NICE)似乎是与神

17

经内分泌和免疫功能有关的行为的整合系统的一个组成部分（Panconesi & Hautmann, 1996; Sullivan et al., 1998）。

　　皮肤具有重要的免疫功能,大量的细胞通过彼此间相互协同的方式应对来自机体内外环境的挑战。表皮细胞包括角质形成细胞、树突状细胞如郎格罕细胞和黑素细胞,与来自真皮的诸如巨噬细胞、肥大细胞、白细胞和真皮树突状细胞一起共同参与免疫反应。涉及的机制包括与糖蛋白有关的细胞信号转导反应,这种糖蛋白称为细胞因子,由所有器官和组织中不同种类的细胞产生,可分为白细胞介素（interleukins, ILs）、集落刺激因子（colony stimulating factors, CSFs）、干扰素（interferons, IFNs）和肿瘤坏死因子（tumour necrosis factors, TNFs）。当细胞因子结合到特定的受体,可上调或下调靶细胞的炎症、增殖和免疫反应。在级联反应中,细胞因子还可以抑制或刺激产生更多的细胞因子。此外,细胞因子还可以从根本上影响辅助性 T 淋巴细胞（T lymphocyte helper, Th）亚群的分化方向,即 Th1 细胞介导的细胞免疫反应和 Th2 细胞介导的体液免疫反应。

历史

　　许多年前就已发现皮肤病与心理之间存在关系,或者说受神经症的影响（Whitlock, 1976）。早期作家（Cullen, 1784; Wilson, 1867）在作品中富于想象的穿越性地连接了皮肤与心理——描写了神经可以直接影响皮肤的功能,而非后来的解释,即与心理因素有关（Hunter & MacAlpine, 1963）。神经症一词是指神经功能紊乱而结构上没有病变,这个术语一直沿用了 100 年,之后使用前缀“心理（psycho）”,用于命名因心理因素引起的神经疾病。

　　诠释皮肤疾病的性心理著作的出现,开启了 20 世纪伟大的

Beard、Wier Mitchell、Charcot 和 Freud 时代。例如，Kaposi（1895）敏锐地观察到"皮肤神经症是由皮神经功能异常引起的，而皮肤本身并没有明显的病变"，但是他的看法被当时的精神分析理念歪曲了。他这样描述外阴瘙痒："患者可以患有癔症的所有症状，甚至可表现为花痴"。心身医学，包括心身性皮肤病学发展早期的主要特点就是两种病因学说——"神经"和"神经心理"的分裂，前者指神经病学原因，后者意味着心理和人格因素。

早期文献都集中于癔症、皮肤病患者的人格类型及对皮肤病患者个体的精神分析，直至开始强调严格评估的重要性以后，对心身性皮肤病的关注与兴趣开始下降。目前，皮肤病学已经从一个高度专业的、描述性的、病因学理论不清的临床专业，转变为一个充满科学问题的，皮肤病理学和生物化学的时代。

对应激下的瘙痒、皮肤温度和皮肤血流的生理学（Cormia & Kaykendall，1953）以及催眠后过敏反应的研究（Black，1969），导致新的科学问题的提出，并再次注入了新的动力。

1964 年，Solomon 和 Moss 在"情绪、免疫和疾病：一个推测性的理论整合"一文中引入了"心理免疫学"一词，但直到 1975 年 Adler 和 Cohen 证明了行为条件性免疫抑制（behaviourally conditioned immunosupression）之后，心理神经免疫学的真正发展才开始。

最初对精神病患者免疫功能的研究显示，患者淋巴细胞的数量及其每天的变化能力降低（Freeman & Elmadjian，1947）；精神分裂症患者接种百日咳疫苗后抗体的反应较弱。精神病患者的其他异常改变包括细胞免疫能力和尿液中应激激素——皮质醇的水平的改变（Kiecolt Glaser et al.，1984）。

皮肤病患者生活中的应激和心理事件导致疾病缓解与复发的起伏波动，充分证明心身因素与皮肤病之间存在的临床联系（Wang et al.，1990）。大量证据详细展示了皮肤中的神经支配，神经纤维从皮下组织通过真皮延伸到表皮（Richards et al.，

2001)。Langerhans 和 Merckel 最先发现了神经细胞和表皮细胞之间的接触,并以他们的名字命名了细胞。前者是一种树突状细胞,其延伸与表皮细胞边界接触;而后者则是与神经末梢接触的表皮的神经内分泌结构。此外,超微结构研究证实了在皮肤的各个层次中,角质形成细胞、黑素细胞和皮肤肥大细胞之间均存在连结(Hilliger et al.,1995)。

传入通路

传入神经的解剖学通路已经阐明。Meissner 小体(触觉小体)、Pacinian 小体(环层小体)和游离神经末梢等特异性地记录疼痛、应激和温度,这些外周感受器是传入感觉纤维的起源,介导的感觉沿着上行的脊髓感觉通路,通过有髓鞘的 A 型纤维和无髓鞘的 C 型纤维或脑神经被传递至丘脑和大脑皮层。

有必要在此介绍一下部分无髓鞘的 C 型传入纤维的重要功能,它们可以同时通过分泌神经肽发挥传出神经的功能。这些神经肽是一组类型多样的多肽和氨基酸(长度通常少于 40 个氨基酸)。作为细胞间的信使,可以单独或与其他信使一起影响对急性或慢性刺激作出的神经内分泌和免疫反应(Panconesi & Hautmann,1996)。

传出通路

功能性反应,即刺激被识别为应激的程度,是由个体对所面临挑战的性质和程度的感受决定的。效应器反应的程度与多种因素有关,这些因素可能会抑制或放大这种反应。也正因此,不同人对蜂蜇伤的反应可以明显不同。真正对毒液过敏的患者,可能会立即出现极为严重的免疫介导的过敏反应；有蜜蜂恐惧症的个体，在强烈的心理反应的驱使下，恐惧和疼痛可以导致自发的血管-迷走性晕厥；大多数被蜂蜇伤的人只有皮肤的疼痛、局部炎症以及皮肤的免疫反应，对整体健康没有威胁；而养蜂人则完全可能忽视又一次被蜇伤，因为他认为这一切都很正常，或可能被无反应的机制所抑制，因此不会视其为一种威胁。

反应

Seyle（1946）认为生物体具有适应自身状态急性变化的能力，例如面对急性伤害时的"战斗或逃跑"反应。但是对于慢性伤害，如反复被攻击时，这种反应则被愤怒和恐惧所替代。最终导致一种习得性无助和慢性焦虑的状态。然而，对于多种多样的反应模式不能一概而论，Mason（1968）证实：应激后类固醇的反应，不仅与应激的类型有关，而且与物种也有关系。

应激引发的免疫反应还与人格特质和应对方式有关。被动、消极、焦虑和冲动个体的皮肤对过敏原的反应性和对变态反应性疾病的易感性更低（Jacobs et al., 1966；Freeman et al., 1967）。军队招募新兵中那些上进心强而表现不佳的新兵，更容易感染传染性单核细胞增多症（Kasl, 1979），而且，Esterling（1990）发现那些倾向于被动应对、更压抑的学生 EB 病毒（Epstein-Barr Virus, EBV）的滴度更高，认为对病毒的记忆性 T 细胞反应降低。Janner 等（1988）的发现也支持这一观点，他们的研究显示在门诊患者中具有较低的单核细胞计数、较高的嗜酸性粒细胞数量和自我报告药物反应的患者，都具有类似的应对方式。Picardi 和 Abeni 的综述中系统评估了应激和皮肤病的关系（2001）。

表 2.1 总结了可以引发自主神经以及神经内分泌免疫反应的应激。

表2.1 引发应激的刺激源

心理性
害怕,愤怒,生气,挫败,无助
环境性
热或冷,噪声,污染物,昼夜节律的变化
行为性
孤立,过度拥挤,肉体束缚,强制饥饿,饮食改变,等级挑战

常见的应激事件似乎会引起免疫变化。考试应激已经显示能够延迟对肝炎疫苗接种的免疫反应,并延缓实验中伤口愈合的时间(Marucha et al.,1998)。具有较高生活应激水平的疝手术患者,其术前淋巴细胞对激发试验的反应更低,而术后并发症更多,同时需要更长的住院时间(Linn et al.,1988)。

长期的应激可能会导致慢性免疫不正常,处于"过劳"、工作压力或失业状态的人以及难民,对普通感冒或其他上呼吸道病毒更加易感(Glaser et al.,2000;Sabioncello et al.,2000),后者的发生似乎涉及神经-免疫-内分泌通路。

神经内分泌通路

无论所识别的是何种应激源,最终的反应都是通过下丘脑-垂体-肾上腺(HPA)轴启动神经内分泌通路(Chrousos,1995)。下丘脑室旁核经刺激后分泌产生促肾上腺皮质激素释放激素(corticotrophin releasing hormone,CRH)以及血管升压素,沿垂体-门脉系统到达垂体前叶,刺激释放促肾上腺皮质激素(adrenocorticotropic hormone,ACTH),进而肾上腺皮质通过分泌可的松进入血液循环,同时通过经典的负反馈机制抑制 ACTH、CRH 和血管升压素的分泌。

在神经内分泌反应期间,自身免疫神经系统也被脑干核,主要是蓝斑核激活,刺激脊神经节以及肾上腺髓质产生去甲肾上腺素和神经肽类。此外,这些由自主应激系统释放的神经肽类,如阿黑皮素原可以对 CRH 分泌型神经元以及后脑部的镇痛的分泌进行调控(Scholzen et al.,1998)。

所涉及的神经介质和神经激素主要是神经肽类,这些神经肽类是由 40 个以下的氨基酸组成的小而简单的化合物,主要包括 P 物质(substance P,SP),降钙素基因相关肽(calcitonin gene-related peptide,CGRP)和血管活性肠肽(vasoactive intestinal peptide,VIP)。其他重要的神经肽包括神经肽 Y、生长抑素、神经元 A 和 B 以及阿黑皮素原(opiomelanocortins),其中包括内啡肽。更多内容可以参见 Panconesi 和 Hautmann(1996)以及 Scholzen 等(1998)的论文。

表 2.2 简要总结了重要的神经肽与其靶细胞作用后细胞因子的应答情况,下文在相关皮肤病中将进一步详细说明。

表 2.2　神经肽及其对皮肤细胞的作用

靶细胞	神经肽		
	SP	CGRP	VIP
内皮细胞	增殖,通透性	增殖,IL-8 分泌	增殖
角质形成细胞	刺激 IL-1 和 IL-8,促有丝分裂,LTB4,CGRP	与 SP 协同增殖	促有丝分裂增殖
淋巴细胞	增殖,IL-2 合成,B 细胞分化	T 细胞趋化性促进增殖	NK 细胞活性
巨噬细胞	IL-1 和 IL-6 合成	损伤抗原递呈	
肥大细胞	组胺和 TNF-α 释放	组胺和 TNF-α 释放	组胺释放
单核细胞	趋化作用,吞噬作用		增强迁移
中性粒细胞	趋化作用,吞噬作用	趋化作用,吞噬作用	增强趋化作用

疾病中的变化

急性和慢性疾病的神经内分泌效应与上述的即时"战斗或逃跑"反应和慢性适应反应有关。与慢性疾病倾向于免疫抑制状态不同,现在认为,急性反馈促进免疫增强,以适应迅速求生的机制(Sternberg,2001)。

慢性应激的免疫反应被认为是免疫抑制反应,其过程主要是通过促进辅助性 T 细胞(Th)从以细胞免疫为主的 Th1 反应转变为以体液免疫为主的 Th2 反应而介导的。HPA 轴激活后,皮质类固醇可刺激细胞因子 IL-10 的分泌,标志着 Th2 应答的关键阶段;同时,IL-12 的分泌受到抑制。IL-12 是诱导 Th1 反应、抑制 Th2 反应所必需的细胞因子。该效应是通过细胞毒性 T 细胞和自然杀伤细胞(NK)以及抑制炎性细胞因子,如 IFN-γ 达到的。

在慢性应激中释放的儿茶酚胺似乎也具有类似的作用,可以抑制 IL-12,提高 IL-10 的水平(Hazko et al.,1998)。与之相矛盾的是,有研究者认为在银屑病和湿疹等炎症性皮肤病中(Dhabar et al.,1996),皮质类固醇和儿茶酚胺也可诱导急性应激反应,并在急性应激反应中发挥特殊的作用:通过 IFN-γ 和细胞因子 IL-2,诱导细胞介导的免疫应答增强。

动物研究(Jafarian-Tehrani & Sternberg,1999)结果显示,在慢性持续性应激下,HPA 轴对应激的反应可能受损,从而增加了发生自身免疫性疾病的风险。虽然机制尚未阐明,但已在特应性皮炎(Buske-Kirschbaum et al.,1997)和类风湿性疾病(Gutierrez et al.,1999)患者中观察到相似的状况。

细胞因子在抑郁和焦虑中的作用

大量证据表明抑郁障碍和抑郁症状可以通过促炎细胞因

子的产生诱导免疫失调,其中包括 IL-6(Maes et al.,1998)。慢性焦虑患者具有类似的反应,IL-6 产生增多、IL-2(对抗感染必要的细胞因子)受体产生减少,这也是上呼吸道感染发生增加的重要因素(Ravindran,1995)。持续增加的促炎细胞因子可能导致病程慢性化、愈后不良并提高残疾率(Leventhal et al.,1998)。因此,消极情绪可以通过炎性细胞因子上调或下调炎症反应,直接影响免疫系统反应,不仅包括对感染的即刻反应,也影响炎症性疾病的机制。

炎症性皮肤病

最常见的炎症性皮肤病中的心身性皮肤病是特应性皮炎和银屑病,已进行了大量详尽的研究,下文将对其与皮肤病毒感染一起介绍,以说明与皮肤病有关的极为复杂的彼此间的相互作用(Buske-Kirschbaum et al.,2001;Fortune et al.,2002)。现在认为特应性皮炎是主要由 Th2 反应介导的疾病,而银屑病的发病则由 Th1 反应介导。

特应性皮炎

表 2.3 总结了特应性皮炎所涉及的社会心理应激源。

表 2.3　特应性皮炎的社会心理应激

痒
睡眠障碍
触觉缺失
过敏性客体关系

饮食调整性应激

外观缺陷引发的反应,如被拒绝、隐私和敌对

缺乏成就感

性心理问题

父母的苦恼

这些因素对与特应性体质有关的疾病的影响取决于遗传和特定的人格特征。遗传因素在反应的类型和性质上起着重要作用,相关细胞因子的基因已被确定(Leung,2000)。

目前认为,特应性皮炎是典型的 Th2 反应型疾病。在特应性皮炎中,免疫球蛋白 E(IgE)抗原的表达似乎是本病的基本机制之一。皮肤朗格汉斯细胞向循环和组织中的 T 细胞递呈 IgE 抗原复合物,反应持续,特应性皮炎患者的 T 细胞主要是 Th2 细胞,患者体内 Th2/Th1 细胞比值增加,导致细胞因子 IL-4 介导的体液免疫增加,从而诱导能够产生 IgE 的 B 细胞,并通过细胞因子 IL-5 增强嗜酸性粒细胞的活性(Leung,2000;Blauvelt et al.,2003)。嗜酸性粒细胞在特应性皮炎中的诱导和持续依赖于 Th2 型细胞因子,其可产生更多的炎症趋化因子,包括嗜酸性粒细胞趋化因子、胸腺和活化相关趋化因子(thymus and activation related chemokine,TARC)和激活调节正常 T 细胞表达和分泌因子(regulated on activation,T-cell expressed and secreted,RANTES),进一步募集免疫细胞到达皮肤。肥大细胞脱颗粒产生组胺,具有促进皮肤局部产生炎症和血管活性的作用。此外,通过 C 纤维刺激神经肽类 SP、CGRP、VIP 和神经源性因子的释放,神经 - 免疫 - 皮肤系统直接发挥作用。如表 2.1 所示,这些刺激可诱导白细胞、单核细胞、角质形成细胞,特别是肥大细胞的增殖反应。细胞因子的释放,特别是 IL-10,一种 Th1 反应的强效抑制剂,进一步促进了 Th2 反应。在慢性特应性皮炎中发现肥大

细胞增多（Singh et al.,1999）。特应性皮炎中,应激后分泌的儿茶酚胺,通过细胞上的 β 肾上腺素能受体刺激细胞内的磷酸二酯酶降解为 cAMP,并产生细胞因子 IL-4 和 IL-13（Hanifin & Chan,1999）。

相关综述总结了依据复杂的 NICE 机制促进心理治疗的干预措施（Buske-Kirschbaum,2001;Gieler et al.,2003）。许多心理治疗是针对瘙痒 - 搔抓缓解的行为矫正训练。事实上,患者认为多种心理治疗的效果与类固醇治疗的效果相当（Linner &Jemmee,2001）。

银屑病

同特应性皮炎一样,银屑病是一种多种因素引起的炎症性皮肤病,病程慢性,由免疫介导（Kreuger,1989）,具有显著的生理和心理的异常表现。Ginsburg 和 Link（1989）已经总结过精神因素,目前也编制了可用于评估银屑病相关应激的量表（Wang et al.,1990;Fortune et al.,2002）。

在银屑病中,IFN-γ 和 TNF-α 过度表达,Th2 细胞因子,如 IL-4 和 IL-10 则相对低表达。参与发病的 T 细胞主要是 Th1 型淋巴细胞,并且可能与细胞介导的自身免疫反应有关。

早期银屑病皮损中即发现有 T 细胞浸润,银屑病细胞的抗原递呈能力增强,经抗 T 细胞治疗后减低,据认为在银屑病发病中,常见的抗原是细菌蛋白质类以及超抗原。

然而,创伤后的 Koebner 现象、神经损伤后银屑病斑块清除、对称分布的皮损以及病损斑块中增加的神经密度,银屑病的这些临床和组织学特征提示了疾病的神经源性致病假说（Raychaudhuri et al.,1995;Raychaudhuri & Farber,2000）。

神经生长因子（Nerve growth factor,NGF）是一种具有刺激和引导神经生长功能的肽类。在皮肤的细胞水平上,NGF 促进角质形成细胞有丝分裂,促进肥大细胞的迁移和脱颗粒,从而扩张血管、形成水肿。除了通过肥大细胞促进炎症介质释放,NGF 也诱导角质形成细胞产生细胞因子 RANTES,RANTES 是银屑病中记忆 T 细胞激活的关键因子(Raychaudhuri & Farber,2000)。NGF 与神经肽一起,通过 CGRP 和 IL-8 在银屑病中产生中性粒细胞应答,同时通过 SP、CGRP 和 VIP 促进角质形成细胞的有丝分裂,并抑制细胞凋亡(细胞死亡),因此可能与银屑病中的表皮增殖有关(Pincelli et al.,1997)。

　　皮肤病的非药物干预治疗阶段,这些复杂的皮肤生物学指标并无临床相关性。但是,研究表明,针对心理困扰的结构化的认知行为管理方案可以减少疾病的复发。此外,有研究显示,心理问题降低了光化学疗法治疗银屑病的清除率(Fortune et al.,2002)。以上这些是应激机制可能参与临床发病的间接证据。

皮肤病毒感染

　　患者面部的单纯疱疹病毒(herpes simplex virus,HSV)的复发通常与心理应激事件有关。HSV 的实质是随着抗病毒能力的丧失而发生的活动性感染。HSV 潜伏在背侧感觉神经根,直到病毒被某些刺激激活,沿感觉神经下行迁移至皮肤。刺激的形式多种多样,包括发热、创伤、感染和应激。对 HSV 复发的研究(Biondi & Zannino,1997)显示从 Th1 主导的 T 细胞控制到以 Th2 体液反应为主的转变。该机制的关键是神经内分泌刺激导致 HPA 轴皮质类固醇的分泌,产生 HSV IgE 反应,以及较弱的针对病毒的细胞介导的免疫。体液反应允许活动病毒的再激活,而 Th2 型反应对杀死病毒至关重要。

关于生活应激与人乳头状瘤病毒(HPV)和人类免疫缺陷病毒(HIV)关系的研究结果表明，重大社会心理事件与 HPV 感染中免疫力下降、更易形成上皮内瘤样病变有关(Pereira et al.，2003)。针对压力管理与 HIV 男性感染者的心理、内分泌和免疫功能的研究结果证实：心理治疗具有可衡量的有益效果。一项为期 10 周的基于小组的认知行为压力管理的干预显示，感染者尿中的儿茶酚胺及皮质醇的水平降低，CD8 细胞毒性和 CD4 淋巴细胞反应改善(Hickie et al.，1999)。

不同角度的认知 - 行为压力管理可以减少 EBV 衣壳抗原和人类疱疹病毒；与对照组相比，HIV 血清阳性男性的 6 种抗体滴度下降。考虑这些结果与炎性细胞因子抑制作用降低，细胞免疫系统更加稳定有关。

结论

大量证据证实社会心理应激或干预可以调节免疫，从而导致健康状况的变化。相当多的疾病都可能受到促炎细胞因子的影响。这些促炎细胞因子可以直接通过负面情绪和应激感受而激发，也可以间接被慢性或复发性感染所刺激。

还有许多皮肤病被认为是心身疾病，例如荨麻疹、斑秃，与包括伤口愈合延迟(Augustin & Maier，2003)在内的多种心理效应的皮肤表现都需要进一步研究。随着对应激 - 皮肤相互作用通路的研究的深入，皮肤科医生和心理学工作者长期以来的关于应激影响疾病的临床印象也得到了客观免疫学证据的支持，从而得以被更加深入地认识。但是到目前，在临床使用如包括 IL-6 在内的一些标志物对心理干预后免疫系统的效应进行简单的监测仍然还仅是设想，未能真正实施。与以往不同，心理治疗后免疫反应的客观变化与临床表现的改善，可以转变更多人的疑虑,心理治疗在皮肤科学中的价值毋庸置疑。

(韩秀峰 译,张海萍 校)

参考文献

Adler, R., & Cohen, N. (1975). Behaviourly conditioned immunosuppression. *Psychosomatic Medicine*, 37, 333–340.

Augustin, M., & Maier, K. (2003). Psychosomatic aspects of chronic wounds. *Dermatology and Psychosomatics*, 4, 5–13.

Bernstern, J.E. (1983). Neuropeptides and the skin. In: L.E. Goldsmith (Ed.), *Biochemistry and Physiology of the Skin*, New York: Oxford University Press, pp. 1217–1233.

Biondi, M., & Zannino, L.G. (1997). Psychological stress, neuroimmunomodulation and susceptibility to infectious diseases in animals and man: a review. *Psychotherapy and Psychosomatics*, 66, 3–26.

Black, S. (1969). *Mind and Body*. London: Kimber, pp. 234–238.

Blauvelt, A., Hwang, S.T., & Udey, M.C. (2003). Allergic and immunologic diseases of the skin. *Journal of Allergy and Clinical Immunology*, 111(Suppl.), S560–S570.

Buske-Kirschbaum, A., Geiber, A., & Hellhammer, D. (2001). Psychobiological aspects of atopic dermatitis: an overview. *Psychotherapy and Psychosomatics*, 20, 6–16.

Buske-Kirschbaum, A., Jobst, S., & Psycho, D., et al. (1997). Attenuated free cortual response to psychosocial stress in children with atopic dermatitis. *Psychosomatic Medicine*, 59, 419–426.

Chrousos, G.O. (1995). The hypothalamus pituitary adrenal axis and immune-mediated inflammation. *New England Journal of Medicine*, 332, 1351–1362.

Cormia, F.E., & Kaykendall, V. (1953). Experimental histamine pruritus: physical and environmental factors influencing development and severity. *Journal of Investigative Dermatology*, 20, 429–436.

Cullen, W. (1784). *First Lives of the Practice of Physic, 4th edn*. Edinburgh: Elliot.

Dhabar, F.S., Miller, A.H., & McEwen, B.S. (1996). Stress induced changes in blood leucocyte distribution. Role of adrenal steroid hormones. *Journal of Immunology*, 157, 1038–1044.

Esterling, B., Antoni, M., Kumar, M., & Scneiderman, N. (1990). Emotional repression, stress disclosure responses, and Epstein–Barr viral capsid antigen titres. *Psychosomatic Medicine*, 52, 397–410.

Fortune, D.C., Richards, H.C., Griffith, C.E., & Main, C.J. (2002). Psychological stress, distress and disability in patients with psoriasis. *British Journal of Clinical Psychology*, 2, 157–174.

Freeman, H., & Elmadjian, F. (1947). The relationship between blood sugar and lymphocyte levels in normal and psychotic patients. *Psychosomatic Medicine*, 9, 226–233.

Freeman, E.H., Gorman, F.J., Singer, M.T., & Affelder, M.T. (1967). Personality variables and allergic skin reactivity: a cross validation study. *Psychosomatic Medicine*, 29, 312–322.

Gieler, U., Niemeler, V., Kupefer, J., & Brosig, B. (2003). Psycho physiological aspects of atopic dermatitis. In: J. Koo, & C.S. Lee (Ed.), *Psychocutaneous Medicine*, New York: Dekker, pp. 108–114.

Ginsburg, I.H., & Link, B.C. (1989). Feelings of stigmatisation in psoriasis. *Journal of American Academic Dermatology*, **20**, 53–63.

Glaser, R., Sheridan, J.F., & Malarkey, W.B. (2000). Chronic stress modulates the immune response to a pneumococcal vaccine. *Psychosomatic Medicine*, **62**, 804–807.

Gutierrez, M.A., Garcia, M.E., & Rodriguez, J.A., et al. (1999). HPA axis function in patient with acute rheumatoid arthritis. *Journal of Rheumatocology*, **26**, 2777–2781.

Hanifin, J., & Chan, S. (1999). Biochemical and immunological mechanisms in atopic dermatitis: new targets for emerging therapies. *Journal of American Academic Dermatology*, **41**, 72–77.

Hazko, G., Szabo, C., & Nemeth, Z.H., et al. (1998). Stimulation of beta-adrenoreceptors inhibit endotoxin induced IL-12 production in normal and IL-10 deficient mice. *Journal of Neuroimmunology*, **88**, 57–61.

Hickie, I., Bennett, B., Lloyd, A., Heath, A., & Martin, W. (1999). Complex genetic and environmental relationships between psychological distress, fatigue and immune functioning. *Psychology of Medicine*, **29**, 269–277.

Hilliger, M., Wang, L., & Johansson, D. (1995). Ultra structure evidence of nerve fibres within all vital layers of the human epidermis. *Journal of Investigative Dermatology*, **104**, 134–137.

Hunter, R., & MacAlpine, I. (1963). *Three Hundred Years of Psychiatry*, London: Oxford University Press.

Irwin, M. (2002). Psycho neuroimmunity of depression: clinical implications. *Brain Behaviour and Immunity*, **16**, 1–16.

Jacobs, M.A., Friedman, M.A., Franklin, M.J., & Anderson, L.S. (1966). Incidence of psychosomatic predisposing factors in allergic disorders. *Psychosomatic Medicine*, **28**, 679–695.

Jafarian-Tehrani, M., & Sternberg, G.M. (1999). Animal models of neuroimmune interactions in inflammatory diseases. *Journal of Neuroimmunology*, **100**, 13–20.

Janner, L.D., Swartz, G.E., & Leigh, H. (1988). The relationship between repressive and defensive coping styles and monocyte, eosinophil, and serum glucose levels. *Psychosomatic Medicine*, **50**, 567–575.

Kaposi, M. (1895). *Pathology and Treatment of the Skin*, New York: William Ward.

Kasl, S.V., Evans, A.S., & Neiderman, P.C. (1979). Psychosocial factors in the development of infectious mononucleosis. *Psychosomatic Medicine*, **41**, 445–466.

Kiecolt-Glaser, J.K., Ricker, D., George, J., Messick, G., Speicher, C.E., Garner, W., & Glaser, R. (1984). Urinary cortisol levels, cellular immunocompetency, and loneliness in psychiatric inpatients. *Psychosomatic Medicine*, **46**, 15–24.

Kreuger, J.G. (1989). The immune basis for the treatment of psoriasis with new biologic agents. *Journal of American Academic Dermatology*, **46**, 1–23.

Leventhal, H., Patrick, L., Leventhal, E.A., & Burns, E.A. (1998). Does stress emotion cause illness in elderly people. In: K.W. Schiae, & M.P. Lawton (Eds), *Annual Review of Gerontology and Geriatrics, Vol. 17 Focus on Emotion and Adult Development*. New York: Springer Publishing, pp. 138–84.

Leung, D.Y. (2000). Atopic dermatitis: new insights and opportunities for therapeutic intervention. *Journal of Allergy and Clinical Immunology*, **105**, 860–876.

Linn, B.S., Linn, M.W., & Klimas, N.G. (1988). Effects of psychophysical stress on surgical outcome. *Psychosomatic Medicine*, **50**, 230–244.

Linner, J., & Jemmee, G.B. (2001). Anxiety level and severity of skin condition and outcome of psychotherapy. *International Journal of Dermatology*, **40**, 632–636.

Maes, M., Lin, A., Delmeire, L., & Bosmans, E. (1998). The effects of psychological stress on humans: increased productivity of pro-inflammatory cytokines and Th-1 like response in stress induced anxiety. *Cytokine*, **10**, 313–318.

Marucha, P.T., Keicolt-Glaser, J.K., & Favagehi, M. (1998). Mucosal wound healing is impaired by examination stress. *Psychosomatic Medicine*, **60**, 362–365.

Mason, J.W. (1968). Over-all normal balance as a key to endocrine function. *Psychosomatic Medicine*, **20**, 791–808.

Panconesi, E., & Hautmann, C. (1996). Pathophysiology of stress in dermatology. *Dermatologic Clinics*, **14**, 319–341.

Pereira, D.B., Antoni, M.H., & Danielson, A., et al. (2003). Life stress and cervical squamous intraepithelial lesion in woman with HPV and HIV. *Psychosomatic Medicine*, **65**, 427–434.

Picardi, A., & Abeni, D. (2001). Stressful life events and skin disease: disentangling evidence from myth. *Psychotherapy and Psychosomtics*, **70**, 118–136.

Pincelli, C., Haake, A.R., & Benassi, L., et al. (1997). Autocrine nerve growth factor protects human keratinocytes from apoptosis. *Journal of Investigative Dermatology*, **109**, 751–764.

Raychaudhuri, S.P., & Farber, E.M. (2000). Neuroimmunologic aspects of psoriasis. *Cutis*, **68**, 357–363.

Raychaudhuri, S.P., Rein, G., & Farber, E.M. (1995). Neuropathogenesis and neuropharmacology of psoriasis. *International Journal of Dermatology*, **34**, 685–693.

Richards, H., Fortune, D.G., & Griffiths, C.E.M. (2001). The contribution of perceptions of stigmatisation to disability in patients with psoriasis. *Journal of Psychosomatic Research*, **50**, 11–15.

Ravindran, A.V., Griffiths, J., Merali, Z., & Anisman, H. (1995). Lymphocyte subsets associated with major depression and dysthymia. *Psychosomatic Medicine*, **57**, 555–563.

Sabioncello, A., Rabatic, S., Tomasic, J., & Dekaris, D. (2000). Immune, endocrine and psychological responses in civilians displaced by war. *Psychosomatic Medicine*, **62**, 502–508.

Seyle, H. (1946). The general adaptive syndrome and diseases of adaptation. *Journal of Clinical Endocrinology*, **6**, 117–230.

Scholzen, T., Armstrong, C.A., & Bunnett, N.W. (1998). Neuropeptides in the skin: interactions between the neuroendocrine and the skin immune system. *Experimental Dermatology*, **7**, 81–96.

Singh, L., Pang, X., & Alexacos, N., et al. (1999). Acute immobilisation stress triggers skin mast cell degranulation via corticotrophin-releasing hormone, neurotensin and substance P: A link to neurogenic skin disorders. *Brain Behaviour Immunology*, **13**, 225–239.

Solomon, G.F., & Moss, R.H. (1964). Emotions, immunity and disease; a speculative theoretical integration. *Archives of General Psychiatry*, **11**, 657–674.

Sternberg, G.M. (2001). Neuroendocrine regulation of autoimmune/inflammatory disease. *Journal of Endocrinology*, **169**, 425–435.

Sullivan, R.L., Lipper, G., & Lerner, E.A. (1998). The neuro-immuno-cutaneous endocrine network; relationship of mind and skin. *Archives of Dermotology*, **134**, 1431–1435.

Wang, L., Hillinger, M., & Jernberj, T., et al. (1990). Protein gene product 0.5. Immunoreactive nerve tissues and cells in human skin. *Cell Tissue Research*, **261**, 25–33.

Whitlock, F.A. (1976). *Psycho physiological aspects of skin disease*. London, WB Sanderson, pp. 1–13.

Wilson, E. (1867). *Diseases of the skin*. London, Churchill.

皮肤病中共病的精神疾病

Madhulika A. Gupta

引言

皮肤病的精神病性共病是与皮肤病相关的残障状态的最为重要的指标之一（Panconesi，1984；Gupta & Gupta，1996；Woodruff et al.，1997；Picardi et al.，2000；Gupta & Gupta，2003；Picardi et al.，2004；Sampogna et al.，2004）。至少有30%的皮肤病患者存在明显的精神和社会心理共病，而且未经治疗的精神障碍可能会对皮肤病的治疗效果产生不利影响（Picardi et al.，2003）。精神病理学的重要性在于：（i）原发性精神障碍——如妄想状态以及一些诸如人工皮炎等自身的抓挠行为，都与皮肤有关；（ii）许多原发性皮肤病都合并不同程度的精神障碍。任何影响美观的皮肤病都与精神障碍合并症明显相关。与应激有关的神经免疫调节机制可以参与病毒感染的过程（如疣），并且可能影响某些恶性肿瘤（如黑色素瘤）的病程。包括银屑病、特应性皮炎、慢性特发性荨麻疹、斑秃和痤疮在内的一类疾病，具有明显的精神和社会心理因素，病情可因心理应激而加重，常常伴发典型的精神症状，如抑郁等。皮肤科常遇到的主要的精神障碍包括：心境障碍，如重性抑郁障碍；焦虑障碍，如强迫症、社交恐惧症、由于疾病引起的焦虑和创伤后应激障碍等；躯体形式障碍，如躯体变形障碍；精神病性障碍，如妄想障碍、寄生虫妄想症中的躯体类型、共有型精神病性障碍或感应性精神病（shared psychotic disorder or folie a deux);以及进食障碍,如神经性厌食症和神经性贪食症(美国精神医学学会,1994)。在某些皮肤病患者群体中,可能会遇到人格障碍,尤其是边缘型、自恋型、表演型和强迫型人格类型。本章将针对一些关于皮肤病合并精神障碍的最新文献进行综述。

皮肤和心理之间的相互作用开始于疾病发生的早期,从发展的角度来评估皮肤病患者的精神病理非常重要。表皮和中枢神经系统共同起源于外胚层,提示一些皮肤病和精神疾病有共同的起源。皮肤是一个重要的交流沟通器官,在早期依恋关系建立中扮演着重要的角色。婴儿与其照顾者之间最初的交流就是通过身体,特别是通过触摸发生的。婴儿期间罹患皮肤疾病可能导致触觉养育的减少,例如婴儿所接受的来自照顾者身体的保护性抱持、按摩和拥抱。通过密切的皮肤接触来进行抚摸或护理是建立母婴之间联结的首要因素,母婴关系这一重要纽带的形成出现的障碍,与成年后的抑郁有关。发育早期抚触不足也会导致其后的身体意象问题(Gupta et al.,1995)。青春期阶段,抑郁和身体意象障碍的发生率较高,损容性皮肤病更加重了对患者心理的影响。以上种种因素的累积,最终可能引发包括自杀在内的严重的精神反应,例如在一些青少年痤疮患者中的所见。整个生命周期中皮肤始终具有重要的沟通媒介功能,任何年龄影响外观的皮肤问题都会对患者的生活质量产生重大影响,在某些情况下甚至会导致严重的精神障碍并造成巨大的心理压力。

皮肤病学和精神病学之间的界限非常模糊,某些皮肤病,如银屑病或痤疮,通常是抑郁障碍或强迫症等具有遗传易感性的精神疾病的促发或诱发因素。当评估一位皮肤病患者时,由于无法明确判断患者的精神症状是原发的还是继发于皮肤病变,采用多维的生物-心理-社会学(Engel,1980)的方法可能更为合适,这样可以综合考虑生物、精神和心理社会的因素。

重性抑郁障碍

重性抑郁障碍(美国精神医学学会,1994)是皮肤科最常见的精神障碍之一(Gupta & Gupta,1996;Woodruff et al.,1997)。重性抑郁障碍[《精神障碍诊断与统计手册(第4版)》(DSM-IV)](美国精神医学学会,1994)的特征是一次或多次严重的抑郁发作。抑郁障碍是一种复发性疾病,据估计50%~60%经历过一次重度抑郁发作的患者会有第2次发作。在大约三分之二的病例中,重性抑郁障碍发作可完全缓解,三分之一的病例症状仅部分缓解或根本不缓解。慢性疾病(如慢性复发性皮肤病)是抑郁障碍持续发作的已知的危险因素。

重性抑郁发作时,患者至少有2周存在抑郁心境或对患者以前觉得愉快或有趣的活动失去兴趣和愉悦感(美国精神医学学会,1994)。儿童的抑郁通常表现为烦躁不安和易激惹,而不是明显的忧郁;对于一些成年人,最突出的情绪可能是焦虑和容易激动,而非悲伤和忧郁。重要的是不要将这些症状误诊为原发性焦虑障碍。抑郁障碍的情绪变化至少包括如下4种功能发生异常改变的症状:包括精神运动性激越或迟滞;入睡困难、睡眠维持障碍或几乎每天嗜睡;食欲减退或增加;疲劳或精力减退;感觉毫无价值,或是过度或不适当的负罪感;犹豫不决或注意力下降;伴或不伴自杀意念的反复出现的死亡的想法。其中如睡眠困难在内的一些症状可能会使其他皮肤病症状复杂化,例如瘙痒。注意力难以集中可能会影响患者治疗的依从性。某些患者的精神运动性激越发作时可以伴随拔头发或者摩擦、抓挠、刺破皮肤等行为。

抑郁是银屑病的重要的临床特征(Russo et al.,2004)。40岁前发病与愤怒表达困难程度更高有关(Gupta et al.,1996),患者的人格特质使之更易发生抑郁而且其社会心理应激的承受力更低。在社交中感觉到羞耻的患者的抑郁评分更高,因此与银屑病有关的压力常常和更高的精神疾病发病率相关(Fortune et al.,1997)。因疾病而经历更严重的社交孤立的成人银屑病患者,其抑郁程度高于没有病耻感的患者(Gupta et al.,1998)。据报道,瘙痒是最令银屑病患者烦恼的症状之一,与患者自杀有关。在银屑病患者中,瘙痒的严重程度与抑郁症状的严重程度直接相关(Gupta et al.,1988;Gupta et al.,1994)。瘙痒症状的改善与银屑病患者抑郁评分的改善有关(Gupta et al.,1988),皮肤病的严重程度与抑郁障碍的严重程度和自杀意念出现频率直接相关(Gupta et al.,1993)。在一项横断面调查中,与受累较轻的银屑病患者的 2.5% 的自杀意念比例相比,7.2% 的严重受累的银屑病住院患者存在自杀意念(Gupta & Gupta,1998)。

痤疮合并精神障碍往往是评估病情严重程度的重要指标(Gupta & Gupta,2001b),也是启动痤疮治疗,特别是轻中度痤疮治疗的最重要的因素。痤疮患者的精神病性共病有时非常严重,堪比可以致残的糖尿病、哮喘等慢性疾病(Mallon et al.,1999)。相对于银屑病,痤疮的严重程度并不一定与抑郁的严重程度相关(Aktan et al.,2000;Yazici et al.,2004),即使是轻至中度的痤疮也可以出现抑郁或者自杀意念(Gupta & Gupta,1998),甚至和自杀行为相关(Cotterill & Cunliffe,1997)。那些把在学校或工作中遭遇到的问题归咎于痤疮的青春期患者,可能出现了临床的抑郁表现(Gupta et al.,1998)。治疗轻中度非囊肿性痤疮(Gupta et al.,1990)和使用异维 A 酸治疗囊肿性痤疮,可以改善患者合并的包括抑郁障碍在内的精神障碍(Rubinow et al.,1987)。一项横断面调查结果显示,5.6% 的面部的轻、中度非囊肿性痤疮患者存在自杀意念(Gupta & Gupta,1998)。痤疮发病的高峰期在青春期中期,这个阶段也是抑郁障碍以及体象障碍发生率较高的人生阶段,可能是在有些情况下,包括抑郁障碍在内的精神障碍发病率在轻、中度痤疮患者中相对较高的原因之一。

关于异维 A 酸、抑郁、自杀意念、自杀企图和自杀之间可能存在的联系的报告使得痤疮和抑郁障碍之间的关系更为复杂（Lamberg，1998；Gupta & Gupta，2001b；Hull & D'Arcy，2003）。利用医学数据库的一项大规模的流行病学研究，未能证明与其他抗生素相比，使用异维 A 酸治疗的痤疮患者的抑郁、自杀或其他精神障碍的比例有所提升（Jick et al.，2000）。然而个别案例研究通过使用异维 A 酸对患者进行再激发试验证实了抑郁障碍与异维 A 酸之间的关系（Scheinman et al.，1990）。当患者进行异维 A 酸激发试验时，既往的抑郁障碍病史并不会增加患抑郁障碍的风险，使用异维 A 酸后出现抑郁障碍的患者以前可能使用过这种药物，而且没有出现精神科副作用（Scheinman et al.，1990）。文献认为，抑郁障碍和异维 A 酸之间的关联是一种偶发和特殊的现象。

抑郁可见于多种皮肤疾病（Panconesi，1984；Gupta & Gupta，1996；Woodruff et al.，1997；Picardi et al.，2000；Gupta & Gupta，2003；Picardi et al.，2004；Sampogna et al.，2004）。除银屑病以外，抑郁也会影响其他瘙痒性皮肤病（如特应性皮炎和慢性特发性荨麻疹）患者对瘙痒的感知（Gupta et al.，1994）。特应性皮炎患者有更明显的焦虑和抑郁症状（Ullman et al.，1977；Hashiro & Okumura，1998；Kiebert et al.，2002；Zachariae et al.，2004）。部分患者的焦虑症状可能是其潜在的抑郁障碍的特征。儿童时期慢性顽固性湿疹可能是父母/孩子关系不稳定的表现（Koblenzer & Koblenzer，1988），然而，在确定家庭因素的干扰之前，应该排除重性抑郁障碍（Allen，1989）。慢性特发性荨麻疹与多种精神病理学有关（Rees，1957；Czubalski & Rudzki，1977；Juhlin，1981；Sheehan-Dare，1990；Badoux & Levy，1994），经常伴随着愤怒情绪表达困难和敌对情绪的累积，患者的人格特质使其易患抑郁障碍。已证实斑秃与抑郁障碍有关；但是，不同研究结果显示的这种关联并不一致。在一项针对 294 名斑秃患者的调查中，重性抑郁障碍患病率为 8.8%（Koo et al.，1994）。另一项对 31

名斑秃患者的调查显示：74％的受访者在其一生中曾遭受过至少一种精神障碍，重性抑郁障碍的患病率为39％（Colon et al.，1991）。对32名斑秃患者的另一项研究发现，66％的患者合并存在包括广泛性焦虑障碍、适应性障碍和重性抑郁发作在内的精神障碍性疾病（Ruiz-Doblado et al.，2003）。然而，对52例斑秃患者的研究发现，与没有脱发的患者相比，两组心理疾病的发病率并无显著差异，但该研究所选对照组并非严格的临床对照（Gulec et al.，2004）。在这项研究中，应激反应性斑秃患者经历了更多的重大生活事件（Gulec et al.，2004），支持了应激可能在发病中的作用。在另一项研究中，对应激反应更强的斑秃患者同时也具有更高的抑郁评分，提示合并的抑郁状态可能会导致这种反应性更加敏感（Gupta et al.，1997）。

一些抑郁障碍患者的主诉可能是皮肤感觉异常，如疼痛和灼热感，但体检大多无异常表现。由于这些患者缺乏自我内心的洞察力，并可能否认潜在的抑郁障碍，这些症状可能代表了"隐蔽的抑郁"或者可以说是"抑郁的代名词"（Gupta & Gupta，1996）。一些原发性抑郁障碍患者可能表现为纠结于诸如极轻微的脱发这类相对较小的皮肤问题。更为严重的抑郁障碍患者则可以出现心境一致性妄想，例如具有无法治愈的皮肤病或者妄想自己的皮肤正在腐烂、发出恶臭（美国精神医学学会，1994）。

与抑郁障碍有关的自主神经功能紊乱是该综合征的一个核心特征（美国精神医学学会，1994）。众所周知，抑郁障碍常常伴随有诸如皮质醇分泌和睡眠－觉醒周期这些可测量的昼夜节律指标的改变。常见的昼夜节律紊乱的临床特征是每天早晨的情绪、精力和内驱力更差，在稍后的时间症状会有所改善。情绪障碍中出现的另一种生物节律紊乱是一些患者抑郁症状的季节性恶化，特别是在秋季和冬季。与抑郁障碍相关的皮肤系统的躯体问题或与抑郁障碍相关的症状（如瘙痒），也可以表现为昼夜或季节模式。

自杀被定义为自我故意造成的死亡,是抑郁障碍的一个主要特征,所有自杀者中,50%存在抑郁(Sadock & Sadock,2001)。15%的抑郁障碍患者最终自杀,美国的自杀率为每10万人中12人(Sadock & Sadock,2001)。在男性中,自杀率在45岁以后达到高峰,在女性中则为65岁以后(Sadock & Sadock,2001)。75岁以后,男女自杀率均上升。女性企图自杀者的数量是男性的4倍,而男性实施自杀者是女性的3倍。目前,15~24岁的男性自杀率迅速上升(Sadock & Sadock,2001)。青春期痤疮患者的自杀行为可能并不单纯是由痤疮的社会心理影响造成的。

强迫障碍

强迫障碍(obsessive-compulsive disorder,OCD)的特点是反复的强迫思维或强迫行为,严重者不仅浪费时间,还会造成明显的痛苦及损害。OCD是焦虑障碍的一种,OCD的一些强迫行为实际上进一步加剧了特应性皮炎等与焦虑相关或因焦虑而加剧的皮肤病的病情(美国精神医学学会,1994)。一些强迫行为涉及重复行为,例如洗手、拔发、抠挠皮肤上轻微的异常或皮损,以及拔毛癖、咬甲癖或者反复洗澡、搔抓等(Hatch et al.,1992;Stein & Hollander,1992;Monti et al.,1998;Calikusu et al.,2003)。OCD患者有受到某种念头的驱使而被迫去执行的困扰,如果抗拒,就会产生焦虑。OCD患者难以控制的搔抓行为可加剧原发性皮肤病,如银屑病、湿疹和其他瘙痒症状,或引起剥脱性痤疮的反复发作。由于过度洗手或洗澡,OCD患者通常会有皮炎的症状。有些患者对自己肤色的轻微异常都难以容忍,不停地寻求各种治疗,这种对于与客观的皮肤病学评估不一致的皮肤症状的过度关注,可能代表患者有潜在的OCD。

社交恐惧症(社交焦虑障碍)

社交恐惧症(美国精神医学学会,1994)的特点是对一个或多个社交或公共场合可能暴露在不熟悉的人或被其他人关注时,产生明显的或持续的害怕。这些个体害怕自己的言行透露出焦虑的症状,从而使自己陷入羞耻或尴尬的状况。例如,一些患有多汗症和玫瑰痤疮的人在尴尬的情况下往往更加明显地出汗或脸红,并可能因此而发展为社交恐惧症。暴露于所害怕的社交场景几乎总是引起焦虑,有时类似于惊恐发作的情景,这种焦虑反过来也导致皮肤的自主反应过度。在社交恐惧症中,个体承认自己的害怕是过度的、不合理的;然而,如果不能避免所害怕的境况,依然会产生强烈的焦虑。对所恐惧的社交或表演场景的预期的焦虑或苦恼情绪,会明显影响个体的整体功能。一些影响美观的皮肤病(Kent & Keohane,2001)如银屑病和痤疮(Gupta & Gupta,1996;Woodruff et al.,1997)患者也会存在社交恐惧症,特别是那些以往曾因皮肤问题被取笑或嘲讽的患者。一些曾在青春期因痤疮干扰了正常社交的慢性痤疮患者,在以后的生活中,即使痤疮已经痊愈,也可能会继续经历社交恐惧,这是由于在青春期这个发育最关键的阶段,他们曾经的不得不与痤疮共存的远期后果(Kellett & Gawkrodger,1999)。社交恐惧症患者的诊断率很低,因为所患疾病的特殊的本质阻碍了他们去诊所和医生办公室——在这些地方,他们将不得不面对大量相对陌生的人。

创伤后应激障碍

创伤后应激障碍(post-traumatic stress disorder,PTSD)的相关症状在皮肤科中的识别率偏低(Woodruff et al.,1997)。PTSD

(美国精神医学学会，1994)的临床核心特征包括对极度创伤性、紧张性生活经历或生活事件的持续的再体验，可以表现为反复的、侵入性的想法、梦境、闪回或生理症状。患者持续避免与创伤有关的刺激，表现为解离症状。继发于童年的情感忽视和虐待，特别是性虐待的 PTSD，通常是那些自伤性皮肤病患者的深层的精神病理学基础。创伤后应激障碍常常因物质滥用障碍而复杂化，而这往往也是治疗过程中的主要焦点。当解离症状成为 PTSD 的突出特征时，患者可能不会回忆到他们自我诱发其病变的事实(Shelley，1981；Gupta et al.，2000)，并且可能会被误诊为诈病或寻求关注者，心理创伤的中心作用往往被忽视。创伤后应激障碍、解离和自我伤害(Gupta et al.，2000)可能是某些拔毛癖和人工皮炎潜在的精神障碍，也可能使其他皮肤病复杂化，如剥脱性痤疮或继发于 Koebner 现象的银屑病皮损的加重。

触觉的养育包含安全的抱持和拥抱，是形成健康的身体意象，也包括皮肤的体象基础(Gupta et al.，1995)。当早期的生活经历过情感忽视和 / 或遭受过虐待时，婴儿未能经历健康的触觉培养，成年以后容易发展为体象问题。据观察，缺乏足够的对触觉培养的感知与身体意象问题有关(Gupta et al.，1995)。具有典型的创伤历史或忽视经历的患者可以表现为对其身体意象(包括皮肤身体意象)的不满。

躯体变形障碍和其他身体意象病理学

躯体变形障碍(body dysmorphic disorder，BDD)表现为沉湎于想象中的外观的缺陷；或者个人对存在的细微异常的过度担心(美国精神医学学会，1994)。在皮肤病学文献中，躯体变形障碍也被称为畸形恐惧症和"非疾病性皮肤病"(Cotterill，

1981)。一项研究中,8.8%的轻度痤疮患者合并存在躯体变形障碍(Uzun et al.,2003)。躯体变形障碍患者的主诉通常包括想象的或轻微的头面部瑕疵,如头发稀疏,痤疮,皱纹,瘢痕,血管纹路,肤色苍白或发红,肿胀,面部不均衡、不对称,或者面部毛发过多。最受关注的部位就是皮肤和毛发。躯体变形障碍的一些相关特征包括不断重复的行为,例如过度的修饰行为。可以表现为过度梳头、脱毛、拔毛、抠挖皮肤或仪式化地化妆。重复行为的主要目的就是要改善或隐藏感知到的外观上的缺陷。许多人可能通过化妆、服饰或发型来掩饰其感知到的缺陷或畸形。大多数有躯体变形障碍的个体对他们认为的畸形和自我意识的"缺陷"感到痛苦,这往往导致职业和社会缺陷。在某些极端情况下,躯体变形障碍可能会危及生命,因为患者可能采取极端的行为来应对外观上的缺陷,例如可能试图使用剃刀片或直接用刀来消除这些"缺陷"。在一些患者中,对外表上微小或想象的"缺陷"的执念甚至达到妄想的程度。

患有进食障碍的患者,例如神经性厌食症和神经性贪食症,除了担心自己的体重和体型之外,经常对其皮肤的身体意象表现出过分担心(Gupta & Gupta,2001a)。进食障碍包括饥饿、暴食、催吐、滥用泻药和其他相关状况,与多种皮肤病相关(Gupta et al.,1987;Gupta et al.,2000)(美国精神医学学会,1994)。在青春期中期,痤疮的发病率最高,这同时也是进食障碍发病率最高的生活阶段。对于一些敏感脆弱的青少年,即使是轻微的痤疮也可能加重或突然引发进食障碍,如神经性贪食症(Gupta et al.,1987;Gupta & Gupta,2000)。与暴饮暴食有关的内分泌的变化也会引起痤疮的复发(Gupta et al.,1992),这种情况在进食障碍的患者中经常见到(Gupta & Gupta,2000)。这些患者自我造成的表皮剥脱性痤疮皮损引起的损容可以作为青春期和青少年避免一些社会和职业任务的"保护工具"或借口(Cotterill,1981)。剥脱性痤疮患者的心理动力学特征与进食障碍者非常相似,两者都表现为对成年早期的发展任务应对困难。病理性的身体意象与不成熟的应对机制相结合,往往导致患者反复出现相对顽固的症状,而患者又将自身的皮肤病作为保护性工具和应对机制。

妄想障碍和其他精神病性症状

　　妄想障碍(美国精神医学学会,1994)的必要特征是存在一个或多个非幻觉妄想,持续至少 1 个月。妄想被定义为一种错误的观念,它基于对外部现实的错误或不正确的解释,这种解释与患者的文化背景或智力水平不一致,无法通过推理加以纠正。皮肤病学文献中最常介绍的是寄生虫妄想(Driscoll et al.,1993)。患者可出现与妄想主题相关的触觉或嗅觉幻觉;例如,皮肤下的爬行感与寄生虫病的妄想相关,或者妄想从身体的小孔排出恶臭。有时患者还会同时出现坚信其身边的人都在议论他散发出的气味的妄想。有些与触觉有关的幻觉可能与器质性脑综合征或可引起皮肤感觉异常的外周神经退行性改变有关。妄想障碍可与重性抑郁发作共病,患者经历与自己抑郁心境一致的妄想,通常是更为严重的抑郁类型。躯体变形障碍常与损容妄想有关。如果妄想或幻觉变得更加奇怪,并且明显不合常规,不是源于正常的生活体验(例如,外星人给身体通电,引起患者皮肤上出现刺痛的感觉),那么就应该考虑精神分裂症的诊断。

人格障碍

　　人格障碍(美国精神医学学会,1994)被定义为一种持久的内在体验和行为模式,广泛存在于个人和社会情境中,并明显偏离个人文化的期望。根据 DSM-Ⅳ(美国精神医学学会,1994)分类,皮肤科最常遇到的人格障碍包括边缘型、自恋型、表演型人格障碍(分类 B)和强迫型人格障碍(分类 C)。边缘型人格障碍与人际关系、影响和自我意象以及冲动行为模式有关。由于患者在人际关系和自我形象方面的不稳定性也会表现在他们与皮肤科医生或其他医疗健康提供者的关系中,边缘型人格障碍患者往往"难以相处"。这些患者常常试图"分裂"或者用一个极端的人格来对抗另一个,有时显得非常不可理喻、具有操纵性或者要求过分。边缘型患者容易出现冲动行为,造成自我伤害,例如自我切割皮肤。自恋型人格障碍呈现出自高自大的模式,他们需要被人钦佩,而对其他人往往缺乏同情心。部分患者过分重视自己的外观和他人的认同,当面对影响美观的皮肤问题或正常的老化现象时,可能出现包括自杀意念在内的精神病性危机。具有表演型人格障碍的患者表现出过度的情绪化并且寻求被关注。有些患者应对机制极不成熟,可能会通过自我损伤皮肤来吸引他人的注意。这可能是人工皮炎或一些剥脱性痤疮患者的发病原因。强迫型人格障碍表现为固守于秩序、追求完美和控制的模式。这可能是强迫行为患者的一个特征,例如强迫性洗涤和抠挖皮肤,或存在过度的身体意象问题即患者被皮肤上微小或不存在的"缺陷"所困扰。

结论

精神病学和皮肤病学之间的联系始于早期发育,是多个维度的。皮肤是重要的沟通与交流器官,婴幼儿与其照顾者之间最早的社交互动就是通过身体,特别是通过触摸发生的。由于婴儿时期的皮肤病或由于童年时期的虐待和 / 或情感忽视而导致的触觉养育中断,可能与其后生活中严重精神障碍的发生有关,其中包括重性抑郁障碍、体象障碍、自残倾向,以及当重大的心理创伤伴随着被忽视的情况下的解离状态。青春期时,皮肤在社会交往中的重要性进一步提升,诸如痤疮这类影响外观的皮肤病的存在,可伴随出现抑郁、自杀意念和包括进食障碍在内的体象障碍。皮肤作为沟通器官的作用在整个生命周期中都非常重要,任何生命阶段出现的损容性皮肤状况都会对患者的生活质量产生重大的影响。某些情况下,如痤疮和银屑病,精神障碍的共病和皮肤病本身对患者生活质量的影响,往往是与皮肤病相关的所有病症中的最重要的部分。

一般认为皮肤病患者的精神障碍大多继发于皮肤病,然而,在某些情况下,也可能是原发性精神障碍,同时可以对皮肤症状的变化产生直接的影响。已经发现银屑病和特应性皮炎患者瘙痒的严重程度与其抑郁的严重程度直接相关,这表明抑郁障碍可能参与瘙痒感知的调节。抑郁是皮肤科最常见的精神障碍之一,可能是多种疾病的特征,包括银屑病、痤疮、慢性特发性荨麻疹和特应性皮炎。抑郁症状也可以表现为躯体症状,例如无任何确定躯体疾病的皮肤感觉缺失。银屑病和痤疮与自杀意念和自杀有关。银屑病患者自杀意念的频率常随着银屑病严重程度的加深而增加;然而,在痤疮患者中,皮肤病变的严重程度和自杀意念的频率并不一致,甚至轻微至中度的痤疮也与抑郁障碍、自杀意念和自杀有关。

与皮肤病有关的其他一些精神症状,包括强迫症,可表现为反复洗手或洗澡、拔毛癖、咬甲癖、神经症性表皮剥脱以及过分关注微小的或想象中的皮肤的"缺陷"。社交恐惧症或社交焦虑障碍常可见于多种损容性皮肤病以及因自主神经唤醒而加重的皮肤问题如酒渣鼻、多汗症。创伤后应激障碍往往未被识别,且可能是自我诱导的皮肤病如拔毛癖和人工皮炎的潜在问题。躯体变形障碍或畸形恐惧常见于过度关注微小或想象出来的皮肤问题的患者,如痤疮、皱纹或血管纹。

总之,对皮肤病患者的精神障碍共病进行评估和管理非常重要,因为精神障碍是皮肤病相关的所有疾病的最主要部分,通常对患者的生活质量产生重大影响。在某些情况下,由于可能会导致治疗依从性差或对某些皮肤症状,如瘙痒等产生直接影响,诸如抑郁等精神障碍共病可能对皮肤病的治疗方面产生不良影响。某些体象障碍可能使患者高估他们皮肤病状的严重程度,导致对细小病症的过度关注或患者对治疗结果不满意。因此,越来越多的人认识到,精神障碍共病的改善也是多种皮肤病患者治疗效果的重要指标。

(李曼 译,张海萍 校)

参考文献

Aktan, S., Ozmen, E., & Sanli, B. (2000). Anxiety, depression, and nature of acne vulgaris in adolescents. *International Journal of Dermatology*, **39**, 354–357.

Allen, A.D. (1989). Intractable atopic eczema suggests major affective disorder: poor parenting is secondary (letter). *Archives of Dermatology*, **125**, 567–568.

American Psychiatric Association Committee on Nomenclature and Statistics (1994). *Diagnostic and Statistical Manual of Mental Disorders*, 4th edn. Washington, DC: American Psychiatric Association.

Badoux, A., & Levy, D.A. (1994). Psychologic symptoms in asthma and chronic urticaria. *Annals of Allergy*, **72**, 229–234.

Calikusu, C., Yucel, B., Polat, A., & Baykal, C. (2003). The relation of psychogenic excoriation with psychiatric disorders: a comparative study. *Comprehensive Psychiatry*, **44**, 256–261.

Colon, E.A., Popkin, M.K., Callies, A.L., Dessert, N.J., & Hordinsky, M.K. (1991). Lifetime prevalence of psychiatric disorders in patients with alopecia areata. *Comprehensive Psychiatry*, **32**, 245–251.

Cotterill, J.A. (1981). Dermatologic non-disease: a common and potentially fatal disturbance of cutaneous body image. *British Journal of Dermatology*, **104**, 611.

Cotterill, J.A., & Cunliffe, W.J. (1997). Suicide in dermatological patients. *British Journal of Dermatology*, **137(2)**, 246–250.

Czubalski, K., & Rudzki, E. (1977). Neuropsychic factors in physical urticaria. *Dermatologica*, **154**, 1–4.

Driscoll, M.S., Rothe, M.J., Grant-Kels, J.M., & Hale, M.S. (1993). Delusional parasitosis: a dermatologic, psychiatric and pharmacologic approach. *Journal of American Academy of Dermatology*, **29**, 1023–1033.

Engel, G.L. (1980). The clinical application of the biopsychosocial model. *American Journal of Psychiatry*, **137**, 535–544.

Fortune, D.G., Main, C.J., O'Sullivan, T.M., & Griffiths, C.E. (1997). Quality of life in patients with psoriasis: the contribution of clinical variables and psoriasis-specific stress. *British Journal of Dermatology*, **137**, 755–760.

Gulec, A.T., Tanriverdi, N., Duru, C., Saray, Y., & Akcali, C. (2004). The role of psychological factors in alopecia areata and the impact of the disease on the quality of life. *International Journal of Dermatology*, **43**, 352–356.

Gupta, M.A., & Gupta, A.K. (1996). Psychodermatology: an update. *Journal of American Academy of Dermatology*, **34**, 1030–1046.

Gupta, M.A., & Gupta, A.K. (1998). Depression and suicidal ideation in dermatology patients with acne, alopecia areata, atopic dermatitis and psoriasis. *British Journal of Dermatology*, **139(5)**, 846–850.

Gupta, M.A., & Gupta, A.K. (2000). Dermatological complications. *European Eating Disorders Review*, **8(2)**, 134–143.

Gupta, M.A., & Gupta, A.K. (2001a). Dissatisfaction with skin appearance among patients with eating disorders and non-clinical controls. *British Journal of Dermatology*, **145**, 110–113.

Gupta, M.A., & Gupta, A.K. (2001b). The psychological comorbidity in acne. *Clinical Dermatology*, **19**, 360–363.

Gupta, M.A., & Gupta, A.K. (2003). Psychiatric and psychological comorbidity in patients with dermatologic disorders. *American Journal of Clinical Dermatology*, **4(12)**, 833–842.

Gupta, M.A., Gupta, A.K., & Haberman, H.F. (1987). Dermatologic signs in anorexia nervosa and bulimia nervosa. *Archives of Dermatology*, **123**, 1386–1390.

Gupta, M.A., Gupta, A.K., Kirkby, S., Weiner, H.K., Mace, T.M., Schork, N.J., Johnson, E.H., Ellis, C.N., & Voorhees, J.J. (1988). Pruritus in psoriasis: a prospective study of some psychiatric and dermatologic correlates. *Archives of Dermatology*, **124**, 1052–1057.

Gupta, M.A., Gupta, A.K., Schork, N.J., Ellis, C.N., & Voorhees, J.J. (1990). Psychiatric aspects of the treatment of mild to moderate facial acne: some preliminary observations. *International Journal of Dermatology*, **29(10)**, 719–721.

Gupta, M.A., Gupta, A.K., Ellis, C.N., & Voorhees, J.J. (1992). Bulimia nervosa and acne may be related: a case report. *Canadian Journal of Psychiatry*, **37**, 58–61.

Gupta, M.A., Schork, N.J., Gupta, A.K., Kirkby, S., & Ellis, C.N. (1993). Suicidal ideation in psoriasis. *International Journal of Dermatology*, **32**, 188–190.

Gupta, M.A., Gupta, A.K., Schork, N.J., & Ellis, C.N. (1994). Depression modulates pruritus perception: a study of pruritus in psoriasis, atopic dermatitis, and chronic idiopathic urticaria. *Psychosomatic Medicine*, **56**, 36–40.

Gupta, M.A., Gupta, A.K., Schork, N.J., & Watteel, G.N. (1995). Perceived touch deprivation and body image: some observations among eating disordered and non-clinical subjects. *Journal of Psychosomatic Research*, **39**, 459–464.

Gupta, M.A., Gupta, A.K., & Watteel, G. (1996). Early onset (<age 40 years) psoriasis is associated with greater psychopathology than late onset psoriasis. *Acta Dermato-Venereologica*, **76**, 464–466.

Gupta, M.A., Gupta, A.K., & Watteel, G.N. (1997). Stress and alopecia areata: a psychodermatologic study. *Acta Dermato-Venereologica (Stockholm)*, **77**, 296–298.

Gupta, M.A., Gupta, A.K., & Watteel, G.N. (1998). Perceived deprivation of social touch in psoriasis is associated with greater psychological morbidity: an index of the stigma experience in dermatologic disorders. *Cutis*, **61**, 339–342.

Gupta, M.A., Johnson, A.M., & Gupta, A.K. (1998). The development of an acne quality of life scale: reliability, validity, and relation to subjective acne severity in mild to moderated acne vulgaris. *Acta Dermato-Venereologica*, **78(6)**, 451–456.

Gupta, M.A., Gupta, A.K., Chandarana, P.C., & Johnson, A.M. (2000). Dissociative symptoms and self-induced dermatoses: a preliminary empirical study (Abstract). *Psychosomatic Medicine*, **62**, 116.

Hashiro, M., & Okumura, M. (1998). The relationship between the psychological and immunological in patients with atopic dermatitis. *Journal of Dermatological Science*, **16(3)**, 231–235.

Hatch, M.L., Paradis, C., Friedman, S., Popkin, M., & Shalita, A.R. (1992). Obsessive–compulsive disorder in patients with chronic pruritic conditions: case studies and discussion. *Journal of American Academy of Dermatology*, **26**, 549–551.

Hull, P.R., & D'Arcy, C. (2003). Isotretinoin use and subsequent depression and suicide: presenting the evidence. *American Journal of Clinical Dermatology*, **4**, 493–505.

Jick, S.S., Kremers, H.M., & Vasilakis-Scaramozza, C. (2000). Isotretinoin use and risk of depression, psychotic symptoms, suicide and attempted suicide. *Archives of Dermatology*, **136**, 1231–1236.

Juhlin, L. (1981). Recurrent urticaria: clinical investigation of 330 patients. *British Journal of Dermatology*, **104**, 369–381.

Kellett, S.C., & Gawkrodger, D.J. (1999). The psychological and emotional impact of acne and the effect of treatment with isotretinoin. *British Journal of Dermatology*, **140(2)**, 273–282.

Kent, G., & Keohane, S. (2001). Social anxiety and disfigurement: the moderating effects of fear of negative evaluation and past experiences. *British Journal of Clinical Psychology*, **40**, 23–34.

Kiebert, G., Sorensen, S.V., Revicki, D., Fagan, S.C., Doyle, J.J., Cohen, J., & Fivenson, D. (2002). Atopic dermatitis is associated with a decrement in health-related quality of life. *International Journal of Dermatology*, **41**, 151–158.

Koblenzer, C.S., & Koblenzer, P.J. (1988). Chronic intractable atopic eczema. *Archives of Dermatology*, **124**, 1673–1677.

Koo, J.Y.M., Shellow, W.V., Hallman, C.P., & Edwards, J.E. (1994). Alopecia areata and increased prevalence of psychiatric disorders. *International Journal of Dermatology*, **33**, 849–850.

Lamberg, L. (1998). Acne drug depression warnings highlight need for expert care. *Journal of American Medical Association*, **279**, 1057.

Mallon, E., Newton, J.N., Klassen, A., Stewart-Brown, S.L., Ryan, T.J., & Finlay, A.Y. (1999). The quality of life in acne: a comparison with general medical conditions using generic questionnaires. *British Journal of Dermatology*, **140(4)**, 672–676.

Monti, M., Sambvani, N., & Sacrini, F. (1998). Obsessive–compulsive disorders in dermatology. *Journal of European Academy of Dermatology and Venereology*, **11**, 103–108.

Panconesi, P. (1984). Psychosomatic dermatology. *Clinical Dermatology*, 2, 94–179.

Picardi, A., Abeni, D., & Melchi, C.F. et al. (2000). Psychiatric morbidity in dermatological outpatients: an issue to be recognized. *British Journal of Dermatology*, 143, 983–991.

Picardi, A., Abeni, D., Renzi, C., Braga, M., Melchi, C.F., & Pasquini, P. (2003). Treatment outcome and incidence of psychiatric disorders in dermatologic out-patients. *Journal of European Academy of Dermatology and Venereology*, 17, 155–159.

Picardi, A., Amerio, P., Baliva, G., Barbieri, C., Teofoli, P., Bolli, S., Salvatori, V., Mazzotti, E., Pasquini, P., & Abeni, D. (2004). Recognition of depressive and anxiety disorders in dermatological outpatients. *Acta Dermato-Venereologica*, 84, 213–217.

Rees, L. (1957). An aetiological study of chronic urticaria and angioneurotic oedema. *Journal of Psychosomatic Research*, 2, 172–189.

Rubinow, D.R., Peck, G.L., Squillace, K.M., & Gantt, G.G. (1987). Reduced anxiety and depression in cystic acne patients after successful treatment with oral isotretinoin. *Journal of American Academy of Dermatology*, 17(1), 25–32.

Ruiz-Doblado, S., Carrizosa, A., & Garcia-Hernandez, M.J. (2003). Alopecia areata: psychiatric comorbidity and adjustment to illness. *International Journal of Dermatology*, 42, 434–437.

Russo, P.A., Ilchef, R., & Cooper, A.J. (2004). Psychiatric morbidity in psoriasis: a review. *Australasian Journal of Dermatology*, 45, 155–159.

Sadock, B.J., & Sadock, V.A. (2001). *Kaplan and Sadock's Pocket Book of Clinical Psychiatry*, 3rd edn. Philadelphia: Lippincott Williams and Wilkins, pp. 261–274.

Sampogna, F., Picardi, A., Chren, M.M., Melchi, C.F., Pasquini, P., Masini, C., & Abeni, D. (2004). Association between poorer quality of life and psychiatric morbidity in patients with different dermatological conditions. *Psychosomatic Medicine*, 66, 620–640.

Scheinman, P.L., Peck, G.L., Rubinow, D.R., DiGiovanni, J.J., Abangan, D.L., & Ravin, P.D. (1990). Acute depression from isotretinoin. *Journal of American Academy of Dermatology*, 22, 1112–1114.

Sheehan-Dare, R.A., Henderson, M.J., & Cotterill, J.A. (1990). Anxiety and depression in patients with chronic urticaria and generalized pruritus. *British Journal of Dermatology*, 123, 769–774.

Shelley, W.B. (1981). Dermatitis artefacta induced in a patient by one of her multiple personalities. *British Journal of Dermatology*, 105, 587–589.

Stein, D.J., & Hollander, E. (1992). Dermatology and conditions related to obsessive–compulsive disorder. *Journal of American Academy of Dermatology*, 26, 237–242.

Ullman, K.C., Moore, R.W., & Reidy, M. (1977). Atopic eczema: a clinical psychiatric study. *Journal of Asthma Research*, 14, 91–99.

Uzun, O., Basoglu, C., Akar, A., Cansever, A., Ozsahin, A., Cetin, M., & Ebrinc S. (2003). Body dysmorphic disorder in patients with acne. *Comprehensive Psychiatry*, 44, 415–419.

Woodruff, P.W.R., Higgins, E.M., Du Vivier, A.W.P., & Wessely, S. (1997). Psychiatric illness in patients referred to a dermatology–psychiatry clinic. *General Hospital Psychiatry*, 19, 29–35.

Yazici, K., Baz, K., Yazici, A.E., Kokturk, A., Tot, S., Demirseren, D., & Buturak, V. (2004). Disease-specific quality of life is associated with anxiety and depression in patients with acne. *Journal of European Academy of Dermatology and Venereology*, 18, 435–439.

Zachariae, R., Zachariae, C., Ibsen, H.H., Mortensen, J.T., & Wulf, H.C. (2004). Psychological symptoms and quality of life of dermatology outpatients and hospitalized dermatology patients. *Acta Dermato-Venereologica*, 84, 205–212.

4

病耻感与皮肤病

Gerry Kent

可以说所有关于污名和病耻感的研究最早均源自社会学家 Erving Goffman 的研究。在 Goffman 1968 年几本短而精辟的著作中,提出了大量对污名和病耻感的理解,为这一领域随后的研究带来了很大的启发。Goffman 将"污名"定义为一种标志或符号,不仅使其个人与众不同,而且导致其自我贬低。他将污名总结为 3 类:"部族身份"(例如,种族、性别或宗教),"特性瑕疵"(例如,精神疾病或成瘾行为),以及他提出的"厌恶躯体"。尽管今天我们不希望用"缺陷""异常"等词语来描述个体在躯体上的差异表现,但是 Goffman 却非常敏感地讨论了在躯体外貌或功能上出现异常的个体所面临的相关问题。

Goffman 的一个主要观点是这种符号或标志占据了中心地位,成为个体最重要的特征。一位银屑病患者回想起他的患病经历,觉得当时人们更关注他的银屑病,而非在意他的运动技能和个人努力:

"作为一名男性运动员,我曾经在一场重要的比赛之后洗澡时,因银屑病而被他人议论。尽管我为获胜作出了重要的贡献,但是我仍然感到被团队嫌弃。"

自 Goffman 开创性的工作以来,已经有一些研究从心理学的角度研究污名(Jones et al.,1984;Heatherton et al.,2000)。本章的目的是回顾与皮肤问题相关的污名与病耻感的研究。污名与病耻感存在于多种皮肤问题的人群中,例如白癜风、银屑病、鲜红斑痣和湿疹。本章旨在回答以下 6 个问题：

1. 人们会遇到哪些类型的病耻感？
2. 病耻感的本质是什么？
3. 为什么会出现病耻感？
4. 病耻感带来的影响是什么？
5. 为什么研究病耻感很重要？
6. 如何减轻病耻感？

最后一部分介绍未来的研究方向。

人们会遇到哪些类型的病耻感？

存在皮肤问题的个体往往声称，他们的主要问题来自他人对皮肤疾病的反应，而非疾病本身（Rapp，1999）。对于有明显皮肤问题的个体而言，病耻感很常见。Gupta 等（1998）发现，有 26% 的银屑病患者报告说，他们至少经历过一次因自身的皮肤病而受到的排斥。Ginsburg 和 Link（1989）也探讨了银屑病患者的病耻感。他们要求患者完成一份包含 33 项题目的问卷，问卷内容涉及他人对银屑病的一系列可能的感受和想法。一项因素分析表明，与病耻感有关的观念可以分为以下几个维度：预期被排斥（例如，"当银屑病不好时，我觉得自己既不漂亮也不性感"）；感觉有缺陷（例如，"我经常觉得别人认为银屑病患者很肮脏"）；对别人的意见敏感（例如，"有时候我感觉因银屑病而被大家排斥"）；隐瞒（例如，"我尽可能不让家人知道我患有银屑病"）；对其他人患病持有完全不同的态度（例如，"如果我的孩子患有银屑病，我认为他 / 她可以发展自己的潜力，就好像他 / 她没有患银屑病一样"）。这些与病耻感相关的想法中，以前遭受过排斥的经历是最重要的预测因素。在德文版本的调查问卷中也发现了类似的研究结果（Schmid-Ott et al.，1996）。

这种看法和观念并非个体过度敏感。很多实验表明，容貌受损的个体更容易感受病耻感。例如，Kleck 和 Strenta（1980）比较了人们对面部无瑕疵和面颊部有人造瘢痕的同伴的反应。显而易见，在这两种条件下，外人的反应大相径庭。当面部贴上瘢痕后，人们更倾向于判定他行为负面。病耻感可能更为微妙。Rumsey（1982）通过化妆开展了一项实验研究。在等待交通灯时，个体的一侧脸颊被伪装成有鲜红斑痣；或者贴上绷带，以示皮肤存在外伤；或者脸颊没有任何瑕疵。等待交通灯的人看到个体脸颊的鲜红斑痣，会与其拉开一定距离，站在患侧的人也更少。人们可能会避免坐在有鲜红斑痣的个体旁边（Houston & Bull，1994）。

实际上，多种方式都可能引发病耻感。这种负性体验通常可以分为两类：实际病耻感（enacted stigma）和间接病耻感（vicarious stigmatisation）。实际病耻感是指一种直接的负性体验，即个体因其皮肤异常而直接被排斥。例如，Kent 和 Keohane（2001）请银屑病患者描述一件令其更加关心自身外表的事件。以下是两个事例：

"很多年前，那天非常热，我在一家咖啡馆里把我的羊毛衫脱下来，用完洗手间后，我洗手并烘干手上的水分。我听见一位年轻女性对她的朋友说，'不要用那条毛巾，那个女人用过它'。我对那一天发生的事情记忆犹新，那一刻我真想找个洞钻进去。"

"多年前，当我走进游泳馆时，两位女士开始指着我的身体，很明显她们在议论我。"

其他类型的病耻感也会发生。当个体看到他人经历实际病耻感而被歧视时，会产生间接病耻感。Bandura（1977）认为，我们通过观察他人的经历来大量收集关于我们所处环境的信息。当与他人的处境或行为相似时，我们预期会经历和他人一样的对待方式。例如下面的状况：

"一位新同事告诉我，她的朋友肘部和手臂上有银屑病，没有我的情况严重,她曾在某个急救中心申请护士岗位,但被拒绝了,她觉得找到一份工作很困难。"

"上学时,有一个女孩患有银屑病,所有人都在嘲笑她。大家认为只要碰到她就会被传染。"

第三,由于没有明显的排斥,下面的场景虽然不是典型的病耻感的事例,但整个过程也展现出明显的歧视。在这个事件中,店员显然觉得将患有银屑病的人视为异类是很正常的:

"当我试穿一件衣服时,店员进来,看了我一眼说,'噢,亲爱的',然后走了出去。接着,又有几个店员进来,这当然让我觉得尴尬,我现在不喜欢试衣服了。"

最后,尽管没有任何具体的研究,但皮肤病患者似乎会自我贬低,拒绝自己的外表,并设想他人也会有类似的反应。Wahl等(2002)使用扎根理论,访谈了 22 名因银屑病而住院的患者,其中一些受访者对他们的皮肤病存在强烈的负性评价:

"我觉得这很恶心,所以我认为其他人也会有同样的感受。我告诉自己,其他人的想法和我是一样的。毕竟,他们有着同样的眼神和感受。"［Wahl et al.(2002),p. 254］

病耻感的本质是什么

令人惊讶的是很少有研究探讨病耻感经历的确切本质,我们需要更好地理解病耻感的实际情况、发生的背景及那些歧视者的特征。Kent 和 Keohane(2001)针对引发人们更关心自身外貌的一些状况进行了内容分析,将这些状况分为两种类型。第 1 种类型的一些事例已经给出,这些事例中充满了排斥和拒绝。其他事例涉及以下内容:

"有一年夏天,我穿着一条短裙赶公交车,我听到一位老人和一位女士说,我的腿看起来很恶心,我应该穿裤子,这样就不会有人碰到我的皮肤。"

"在我女儿很小的时候,我的银屑病比较严重,她从来都不会碰我。"

然而,其实,行为和经历可能更为微妙。许多人发现,由于自身外表明显异于旁人,被人盯着和直接盘问非常尴尬,而且似乎表明自己是有"错"的。

"如果我穿短袖,手臂露出来时,人们总是询问我的皮肤出了什么问题。"

"在我度假和游泳时,有些孩子大声地评论我的皮肤,虽然他们的这一行为受到父母的谴责,但这仍旧又一次加深了我的记忆。"

这些只是理解病耻感经历本质的初步尝试。正如下文将要讨论的内容,被歧视的经历会显著影响个体的幸福感,因此值得更深入的分析。同时,还可能需要收集谁表达了这类行为,因为与歧视者的关系可能很重要。外观异于旁人的个体通常认为,他们会遭受来自陌生人而非亲朋的歧视,也许朋友和家人可以毫无保留地支持和接纳自己。年龄也许同样重要,因为孩子们经常童言无忌。

为什么会出现病耻感?

对这个核心问题有各种解释。Goffman 最初认为原因是有秩序的社交互动受到了一些威胁。从社会学的角度来看,在社会交往中偏离可预测性对社会的平稳运行构成了威胁(Albrecht et al.,1982)。

另一种可能的解释涉及归因理论,尤其是对病因的看法(Weiner et al.,1988)。如果被认为可以掌控其自身疾病的发生或发展时,患者似乎更有可能被歧视(Weiner et al.,1988; Crandall & Moriarty,1995;Martini & Page,1998)。这一观点可以用于去理解那些存在尼古丁或酒精依赖的个体所遭受到的歧视，也同样适用于痤疮患者。因为人们普遍认为不良的饮食习惯和不健康的生活方式可以诱发或者加重痤疮。公正世界假说（Just World Hypothesis）与归因有关。这个观点认为，发生不好的事情是因为个体的行为受到了应有的报应（Lerner & Miller，1978），即自食其果。如果有人得了皮肤病，那么一定是他们做了一些什么事情才使得自己患病。

另一种理解病耻感的观点基于"美丽才好"的刻板印象。有相当多的证据表明，有吸引力的人与无吸引力的人待遇不同（Dion et al.，1972；Eagly et al.，1991）。有吸引力的人往往在各个方面看起来都更积极，包括才智、热情和社交能力，这些特质在孩子很小的时候就发展出来了。相反的观点（例如，外表受损的人被认为是"坏的"）并没有被直接验证过，但媒体和文学作品中描写的邪恶的人的皮肤上常常有各种瘢痕，暗示了这种联系的存在。

以上所有这些观点足以解释多种情况下出现病耻感的原因。一个共同的线索是带有标记的人可能对个人或社会构成某种威胁。有秩序的社交互动可能会受到威胁，或者某人在某种情况下应对自己的状况负责，从而作为惩罚理应受到排斥。这些观点可能是有意识的，也可能是无意识的。

然而，对于皮肤问题而言，可能会有更直接的威胁——对身体健康构成威胁。越来越多的人认为，病耻感源于进化，因为在人类的进化过程中，避免潜在的威胁有利于生存。Kurzban和Leary（2001）概述了进化论的解释。他们提出的关于病耻感进化论的观点，为大部分情况和行为提供了一种简洁明了的解释，这一观点可能与皮肤问题特别相关。如上所述，银屑病患者和白癜风患者通常可以举出一些事例，例如他人避免与其接触，或是避免使用他们用过的任何物品。这样的事例有助于理解那些有潜在传染性的皮肤病患者的病耻感和被排斥感。许多患有白癜风和银屑病的患者抱怨,他人往往不了解自己病情的性质或原因,就认为可能会被"传染"。

Rozin 和 Fallon(1987)总结他们的观点,认为厌恶源于进化,旨在保护个体免受污染。他们的分析包括对典型厌恶表情的描述——特征性的面部表情和保持身体距离——恰是前文例证的翻版。Rozin 和 Fallon 认为,在婴儿出生后的前 8 个月,厌恶就已形成。

病耻感带来的影响是什么?

第 4 个问题涉及病耻感对目标人群的意义和影响。很明显,这样的经历会产生深远的影响。在上述 Kent 和 Keohane 的研究中,虽然有些经历是多年以前发生的,但现在记忆犹新。事实上,一些事件可能被认为是创伤性的经历:

"我记得小时候在一个戏水池里玩,其他孩子的父母把他们从戏水池里带走,说'不要和她玩',我对这一刻难以忘怀。"

病耻感似乎会导致目标人群看待自己的方式发生重大变化,尤其是他们看待自己所处社会环境的方式。Kent(2002)认为采用认知行为模型可以更好地理解这些事件的影响。在认知行为模型中,焦虑的图式会在这些经历之后发展出来。图式指的是自我和环境的心理表征,用于组织和处理传入的信息。在这种情况下,对传入的信息进行扫描,以查明威胁,以及由于外表异于他人而可能被排斥,可能会产生一种"排斥敏感性"。个体对进一步的病耻感变得警惕,可以将中性事件解释为病耻感,并由于感到羞耻(Gilbert,2000)而试图掩盖自己的外表(Smart & Wegner,1999)。

在许多方面,这种焦虑图式类似于 Jacoby(1994)提出的"感知病耻感"(felt stigma),即个体感觉可能随时遭受到歧视。Kent

(1999)改编了 Ginsburg 和 Link(1989)针对白癜风患者的调查问卷。他发现了一系列显著的相关关系,患者的感知病耻感与下列得分有关:通用健康问卷,皮肤病患者的生活质量量表(专为皮肤病患者设计)(DQLI,Finlay & Khan,1994),自尊量表和一份情绪症状清单。他还要求受访者描述在过去的 3 周内,白癜风在一定程度上影响他们的生活的一个事件。结果只有 8.6% 的受访者描述了一个实际病耻感(enacted stigma),38.6% 的受访者描述的是一个感知病耻感的事例(其余受访者表示没有这样的事件)。这项研究表明,虽然实际病耻感相对罕见,但感知病耻感却很常见,这两种类型的病耻感都与较高程度的痛苦有关。

Vardy 等(2002)通过使用结构方程模型来检验银屑病患者的疾病严重程度、感知病耻感和生活质量之间的关系,更进一步阐明了这一观点。他们的研究表明,疾病严重程度和生活质量之间的联系完全取决于预期的病耻感。也就是说,银屑病的严重程度对个体生活质量的影响,只有在个体感受到病耻感时才会发生。

为什么研究病耻感很重要?

第 5 个问题是为什么病耻感对社会和个人会产生如此重大的影响。从一个超然的角度来看,有人可能会问,为什么上述种种病耻感的经验应该产生明显的影响? 简单地阅读他人的病耻感经验往往会引起读者的情绪反应,为什么会这样?

Baumeister 的社会排斥理论(Social Exclusion Theory,SET)提供了一个非常有用的方法(Baumeister & Tice,1990;Leary,1990)。SET 认为,焦虑的主要来源是可能被重要的社会群体排斥。SET 基于 3 个命题:

1. 人类具有避免被社会群体排斥的根本动机;
2. 许多社会行为是为了更好地融入社会群体;

3. 当一个人没有或不能达到理想的社会包容水平时,就会产生负面的影响(包括孤独和抑郁)。

在最近一系列的实验研究中,Baumeister及其同事(Baumeister et al.,2002;Sommer & Baumeister,2002;Twenge et al.,2003)的研究已证实,对社会排斥和未来孤独的理解可能会带来一系列认知、情绪和行为的变化。

以类似的方式,Hagerty及其同事(Hagerty & Patusky,1995;Hagerty et al.,1996;Hagerty & Williams,1999)认为,归属感(个体参与一个群体的体验)是影响幸福感的重要决定因素。在他们的模型中,归属感有两个属性:被他人重视或需要,以及通过共同的特征与他人达成一致。当个体缺乏归属感时,很容易产生情绪低落。Lee和Robbins(1995;1998)探讨了社会联结的作用,社会联结被定义为与一般他人而非特定他人保持持久的联系。对个体来说,病耻感似乎很重要。因为被排斥或有被排斥的威胁,均触发了人类最根本的焦虑。没有良好的社会关系,我们的身体会变得更加脆弱。

如何减轻病耻感?

目前已有一些干预措施研发出来,以帮助那些因外表差异而存在病耻感风险的个体。大多数措施针对的是个人,但也有一些措施试图改变社会态度和行为。

一种方法是减少可引发病耻感的标记的暴露。有充分的证据表明,整形手术(Sarwer et al.,1998)和美容修复可以帮助个体对自己及自身的外表感觉更好。对于皮肤问题,遮盖霜可以用于修饰包括瘢痕和白癜风在内的皮肤瑕疵。Kent(2002)发现,向英国红十字会皮肤美容服务中心咨询的客户,在接受治疗之后,表现出比之前更加自信,以及更少的社交回避。尽管在这项研究中没有测量个体实际病耻感和感知病耻感,但是定性评价表明,个体不太在意他人对自己的反应了。激光治疗也可以帮助那些有鲜红斑痣的个体(Troilius et al.,1998),药物治疗对痤疮和湿疹在内的各种皮肤病都十分有效(Kurwa & Finlay,1995;Kellett & Gawkrodger,1999)。

其他方法更多基于心理学治疗。有些旨在帮助个体预防病耻感的产生。在社交技能的训练中,鼓励个体提升向他人展示自己的社交能力,以减少社交互动时病耻感的产生。Robinson等(1996)评估了参加社交技能训练对各种容貌受损患者幸福感的影响。这个训练内容包括指导、模仿、角色扮演、反馈和讨论。尽管焦虑水平和社交回避有所改善,但同样没有量化评估病耻感。还有一些方法旨在帮助人们应对病耻感。Papadopoulous等(1999)采用认知行为治疗,其中包括一项干预措施,通过鼓励患者在任何人发表负面评论时进行积极的自我对话,将凝视重新定义为好奇而非拒绝,以此来缓解病耻感的负面影响(Langer et al.,1976)。他们发现与未接受治疗的对照组相比,接受治疗的实验组被试的生活质量、自尊水平和负性自动思维均显著改善。

然而,这种类型的干预集中在改变患者的外表或行为,而非直接解决更广泛的病耻感问题。近期对身体残疾的解决方法值得参考,与其将行动不便的问题定位于使用轮椅的个人,还不如明确地指出,建筑物的进出通道才是核心问题。正如物理环境的改变可以大大减少轮椅的使用一样,改变那些带有歧视的态度和行为,可以提高皮肤病患者的生活质量。

外表异于旁人的个体有时会自己承担这项工作,试图告诉别人他们疾病的本质:

"很多年前,我去当地一个游泳池游泳。我换上泳装,走进游泳池。当我正要游泳时,一位工作人员询问我是否有什么皮肤病,他建议我不要入水。我找到经理,并告诉经理,他的员工需要接受更好的培训。"

不幸的是,很少有人在这些方面尝试改变。Frances(2004)详细描述了由英国慈善机构 Changing Faces 支持的旨在帮助在校儿童的干预措施,他采用了许多在反霸凌项目中使用的策略,旨在发展充分包容有外观异常的儿童的学校社区。这些干预措施涉及家长、老师及儿童本人。Cline 等(1998)试图通过在学校课程中增加一个主题以改变学生对待容貌缺陷者的态度和知识。虽然与对照组被试相比,该项目影响了实验组被试对相貌缺陷的了解和认识,但在帮助有容貌缺陷者时两者之间没有任何差异。没有直接检测干预对行为的影响。

未来的研究方向

综上所述,有必要在个人(对个体的影响和应对技能的培训)和社会(理解为什么会出现病耻感以及如何减轻病耻感)等多个领域深入进行研究。

上述多项研究表明,由皮肤问题引起的病耻感可能对个体产生深远和长期的影响。然而,几乎所有的这些研究都是横断面研究。因此,不能除外病耻感的报告及其与幸福感的关系可能存在着反应的偏差。也就是说,自尊心低和痛苦程度高的个体可能会对病耻感事件保持警惕,更有可能将"中性"事件解释为被拒绝的病耻感事件。事实上,Kent(1999)发现,实际病耻感事例相对少见,而感知病耻感的报道则更为频繁。更多的白癜风受访者会反映,由于注视和害怕被歧视而非歧视本身,皮肤问题影响了他们的生活。在这方面进行一些纵向研究很有帮助,如要求人们记录体验日记,这样就可以更加准确地记录受影响个体的感受,想法和行为的类型。

还可以进行前瞻性研究,鉴于病耻感的经历对个体的生活质量和适应非常重要,对刚刚开始出现皮肤病症状的个体进行定期访谈极为有益。虽然很难辨别(大多数个体在寻求专业帮助之前,症状已经存在一段时间,Thompson & Kent,2001),但对这样的人群进行追踪,会发现很多关于因外表而焦虑的信息。在这类研究中,监测羞耻感和隐秘行为非常重要。

这样的纵向和前瞻性研究还可以提供有关应对策略的数据——如何选择,何时使用,以及短期和长期是否有效。Heason(2003)发现,白癜风患者倾向于使用问题解决(例如,告诉其他人自己的病情)和基于情绪(例如,回避)的应对策略,但是没有收集关于为什么及何时使用特定应对策略的信息。我们可以假设,经历了病耻感的个体更有可能使用回避和隐瞒,这还需进一步检验。

然而,可以认为,更重要的研究领域涉及病耻感的原因及如何减少病耻感。这似乎在实际中更为有用,用于帮助皮肤病患者的资源有限,探索减轻病耻感的方式可能更合乎伦理。正如 Kurzban 和 Leary(2001)所指出的,很可能这里涉及一定的环路连接。信念可能在意识和无意识之间起作用。对皮肤疾病的反应与大脑中神经元的激活有关。有一些研究使用功能磁共振成像可以更好地解释个体一系列的情绪变化(Boguslawska et al.,1999),并有可能识别与病耻感有关的生理过程。

在某种程度上,可能很难减少或提前阻止个体由于进化的压力而被歧视或被排斥,尤其是当感知到危险存在时。但是,由于出现病耻感的疾病种类存在文化差异,而且出现病耻感的情境会随时间的推移而变化,所以肯定也存在社会因素。这需要一定程度的学习,问题是如何朝着积极的方向学习。Frances(2004)的案例研究表明,人们可以学会克服或重新考虑对待那些有缺陷的个体的态度,挑战在于探索如何在更广泛的社会层面上实现这些改变。

(刘晨阳 译,朱雅雯 校)

参考文献

Albrecht, G.L., Walker, V., & Levy, J. (1982). Social distance from the stigmatized. A test of two theories. *Social Science and Medicine*, **16**, 1319–1327.

Bandura, A. (1977). *Social Learning Theory*, Englewood Cliffs, NJ: Prentice-Hall.

Baumeister, R., & Tice, D. (1990). Anxiety and social exclusion. *Journal of Social and Clinical Psychology*, **9**, 165–195.

Baumeister, R.F., Twenge, J.M., & Nuss, C.K. (2002). Effects of social exclusion on cognitive processes: anticipated aloneness reduces intelligent thought. *Journal of Personality and Social Psychology*, **83**, 817–827.

Boguslawska, R., Romanowski, C., Wilkinson, I., Montaldo, D., Singh, K., & Walecki, J. (1999). Introduction to functional magnetic resonance imaging. *Medical Science Monitor*, **5**, 1179–1186.

Cline, T., Proto, A., Raval, P., & Di Paolo, T. (1998). The effects of brief exposure and of classroom teaching on attitudes children express towards facial disfigurement in peers. *Educational Research*, **40**, 55–68.

Crandall, C., & Moriarty, D. (1995). Physical illness, stigma and social rejection. *Journal of Social Psychology*, **34**, 67–83.

Dion, K.K., Berscheid, E., & Walster, E. (1972). What is beautiful is good. *Journal of Personality and Social Psychology*, **24**, 285–290.

Eagly, A., Ashmore, R., Makhijani, M., & Longo, L. (1991). What is beautiful is good, but... A meta-analytic review of research on the physical attractiveness stereotype. *Psychological Bulletin*, **110**, 109–128.

Finlay, A., & Khan, G. (1994). Dermatology life quality index (DLQI): a simple practical measure for routine clinical use. *Clinical and Experimental Dermatology*, **19**, 210–216.

Frances, J. (2004). *Educating Children with Facial Disfigurement: Creating Inclusive School Communities*. London: Routledge Falmer.

Gilbert, P. (2000). What is shame? In: P. Gilbert, & B. Andrews (Eds), *Shame: Interpersonal Behaviour, Psychopathology and Culture* (pp. 3–37). New York: Oxford University Press.

Ginsburg, I., & Link, B. (1989). Feelings of stigmatization in patients with psoriasis. *Journal of the American Academy of Dermatology*, **20**, 53–63.

Goffman, E. (1968). *Stigma*. London: Penguin.

Gupta, M., Gupta, A., & Watteel, G. (1998). Perceived deprivation of social touch in psoriasis is associated with greater psychological morbidity: an index of the stigma experience in dermatologic disorders. *Cutis*, **61**, 339–342.

Hagerty, B.M.K., & Patusky, K. (1995). Developing a measure of sense of belonging. *Nursing Research*, **44**, 9–13.

Hagerty, B.M., & Williams, R.A. (1999). The effects of sense of belonging, social support, conflict, and loneliness on depression. *Nursing Research*, **48**, 215–219.

Hagerty, B.M., Williams, R.A., Coyne, J.C., & Early, M.R. (1996). Sense of belonging and indicators of social and psychological functioning. *Archives of Psychiatric Nursing*, **10**, 235–244.

Heason, S.L. (2003). *The Development of a Model of Disfigurement: The Process of Living with*

Vitiligo. Sheffield: Unpublished PhD Thesis, University of Sheffield.

Heatherton, T.F., Kleck, R.E., Hebl, M.R. & Hull, J.G. (2000). *The Social Psychology of Stigma.* New York: Guildford.

Houston, B., & Bull, R. (1994). Do people avoid sitting next to someone who is facially disfigured? *European Journal of Social Psychology,* 24, 279–284.

Jacoby, A. (1994). Felt versus enacted stigma: a concept revisited. *Social Science and Medicine,* 38, 269–274.

Jones, E., Farina, A., Hastorf, A., Markus, H., Miller, D., & Scott, R. (1984). *Social Stigma. The Psychology of Marked Relationships.* New York: Freeman.

Kellett, S., & Gawkrodger, D. (1999). The psychological and emotional impact of acne and the effect of treatment with isotretinoin. *British Journal of Dermatology,* 140, 273–282.

Kent, G. (1999). Correlates of perceived stigma in vitiligo. *Psychology & Health,* 14, 241–252.

Kent, G. (2002). Testing a model of disfigurement: effects of a skin camouflage service on well-being and appearance anxiety. *Psychology & Health,* 17, 377–386.

Kent, G., & Keohane, S. (2001). Social anxiety and disfigurement: the moderating effects of fear of negative evaluation and past experience. *British Journal of Clinical Psychology,* 40, 23–34.

Kleck, R., & Strenta, A. (1980). Perceptions of the impact of negatively valued physical characteristics on social interaction. *Journal of Personality and Social Psychology,* 39, 861–873.

Kurwa, H., & Finlay, A. (1995). Dermatology in-patient management greatly improves quality of life. *British Journal of Dermatology,* 133, 575–578.

Kurzban, R., & Leary, M. (2001). Evolutionary origins of stigmatization: the functions of social exclusion. *Psychological Bulletin,* 127, 187–208.

Langer, E., Fiske, S., Taylor, S., & Chanowitz, B. (1976). Stigma, staring, and discomfort: a novel-stimulus hypothesis. *Journal of Experimental and Social Psychology,* 12, 451–463.

Leary, M. (1990). Responses to social exclusion: social anxiety, jealousy, loneliness, depression, and low self-esteem. *Journal of Social and Clinical Psychology,* 9, 221–229.

Lee, R.M., & Robbins, S.B. (1995). Measuring belongingness – the social connectedness and the social assurance scales. *Journal of Counseling Psychology,* 42, 232–241.

Lee, R.M., & Robbins, S.B. (1998). The relationship between social connectedness and anxiety, self-esteem, and social identity. *Journal of Counseling Psychology,* 45, 338–345.

Lerner, M., & Miller, D. (1978). Just world research and the attribution process: looking back and ahead. *Psychological Bulletin,* 85, 1030–1051.

Martini, T., & Page, S. (1998). Attributions and the stigma of illiteracy: understanding help seeking in low literate adults. *Canadian Journal of Behavioural Science,* 28, 121–129.

Papadopoulous, L., Bor, R., & Legg, C. (1999). Coping with the disfiguring effects of vitiligo: a preliminary investigation into the effects of cognitive behavioural therapy. *British Journal of Medical Psychology,* 10, 11–12.

Rapp, S., Feldman, S., Exum, M., Fleischer, A., & Reboussin, D. (1999). Psoriasis causes as much disability as other major medical diseases. *Journal of the American Academy of Dermatology,* 41, 401–407.

Robinson, E., Rumsey, N., & Partidge, J. (1996). An evaluation of the impact of social interaction skills training for facially disfigured people. *British Journal of Plastic Surgery,* 49, 281–289.

Rozin, P., & Fallon, A. (1987). A perspective on disgust. *Psychological Review,* 94, 23–41.

Rumsey, N., Bull, R., & Gahagan, D. (1982). The effect of facial disfigurement on the proxemic behaviour of the general public. *Journal of Applied Social Psychology*, **12**, 137–150.

Sarwer, D., Wadden, T., Pertchuk, M., & Whitaker, L. (1998). The psychology of cosmetic surgery: a review and reconceptualization. *Clinical Psychology Review*, **18**, 1–22.

Schmid-Ott, G., Jaeger, B., Kuensebeck, H., Ott, R., & Lamprecht, F. (1996). Dimensions of stigmatisation in patients with psoriasis in a questionnaire on experience with skin complaints. *Dermatology*, **193**, 304–310.

Smart, L., & Wegner, D. (1999). Covering up what can't be seen: concealable stigma and mental control. *Journal of Personality and Social Psychology*, **77**, 474–486.

Sommer, K.L., & Baumeister, R.F. (2002). Self-evaluation, persistence, and performance following implicit rejection: the role of trait self-esteem. *Personality and Social Psychology Bulletin*, **28**, 926–938.

Thompson, A., & Kent, G. (2001). Adjusting to disfigurement: processes involved in dealing with being visibly different. *Clinical Psychology Review*, **21**, 663–682.

Troilius, A., Wrangsjo, B., & Ljunggren, B. (1998). Potential psychological benefits from early treatment of port-wine stains in children. *British Journal of Dermatology*, **139**, 59–65.

Twenge, J.M., Catanese, K.R., & Baumeister, R.F. (2003). Social exclusion and the deconstructed state: time perception, meaninglessness, lethargy, lack of emotion, and self-awareness. *Journal of Personality and Social Psychology*, **85**, 409–423.

Vardy, D., Besser, A., Amir, M., Gesthalter, B., Biton, A., & Buskila, D. (2002). Experiences of stigmatization play a role in mediating the impact of disease severity on quality of life in psoriasis patients. *British Journal of Dermatology*, **147**, 736–742.

Wahl, A.K., Gjengedal, E., & Hanestad, B.R. (2002). The bodily suffering of living with severe psoriasis: in depth interviews with 22 hospitalised patients with psoriasis. *Qualitative Health Research*, **12**, 250–261.

Weiner, B., Perry, R., & Magnusson, J. (1988). An attributional analysis of reactions to stigmas. *Journal of Personality and Social Psychology*, **55**, 738–748.

应对慢性皮肤问题：理解产生适应个体差异的重要因素

Andrew Thompson

引言

现在逐渐认识到，虽然很多有皮肤问题的人看起来可以很好地适应他们的疾病状况，但也有一部分人可能会经历社会、心理和身体上的痛苦（Gupta，本书第 3 章）。与其他慢性疾病和外表改变的情况相同，单纯的生物医学、人口学（例如，严重程度和个体年龄）以及心理适应能力之间似乎不是简单的关联（Papadopoulos et al.，1999a；Thompson & Kent，2001；Rumsey & Harcourt，2004）。

本章回顾了适应慢性皮肤问题生活的相关研究，目的是简要概述潜在的社会心理影响，并深入分析在应对和适应中可能导致个体差异的关键因素。

定义"皮肤问题"

皮肤病的诊断不在本章的讨论范围之内，感兴趣的读者可以参考相关的医学专著（如 Gawkrodger，2002）。需要认识到的是皮肤问题的种类繁多，具体的症状表现和治疗方法差别很大，这些因素也很可能对适应过程产生影响（Porter et al.，1986）。

讨论时,我们会使用与皮肤疾病相对的另外一个术语——"皮肤问题",这样就涵盖了所有的皮肤状况,包括先天性皮肤疾病(如鲜红斑痣)和后天性皮肤疾病(如银屑病)。

存在慢性皮肤问题的个体必须面对什么?

长期生活在慢性病相关的压力下,个体通常需要发展技能以重建平衡(Moos & Schaefer, 1984)。不幸的是,对于存在慢性皮肤问题和躯体症状的个体而言,通常需要一系列的治疗,心理和社会问题本身就可能成为压力源(Papadopoulos et al., 1999a)。现在我们简要讨论这些问题的潜在影响。

症状及其治疗

当然,与特定状况相关的躯体症状可能会导致疼痛、刺激和失能,正如下面的引文所强调的那样:

"唯一能让我放松的方式是洗澡,每次 20 分钟,然后发痒,发痒,发痒,到处都是红斑。一位女性湿疹患者向全党议会皮肤小组(All Party Parliamentary Group on Skin)提交的'证据'(2003年,第 4 页)。"

此外,治疗还包括使用一堆药膏和遮盖霜,有时气味难闻(例如煤焦油软膏),需要定期到诊所进行耗时的治疗,例如紫外线(UV)A/B 光疗(Miles, 2002)。下面的引文证明了这些困难:

"我不想每天都经历这套烦琐的过程,把这些东西(遮盖和防晒)涂上去。"

引自 Thompson 等对一位白癜风女性的报道

(2002,第 219 页)

"每天要耗费两个小时或更长的时间去涂抹这些气味难

闻、黏稠、有色的东西，再浸泡一个小时左右。每周到诊所就诊又得耗费 5~6 小时。"

一名男性银屑病患者向全党议会皮肤小组提交的"证据"（2003，第 5 页）。

此外，皮肤科的治疗药物也可能具有危险的副作用，有些还可以引发精神症状，因此患者需要经常认真地监测。例如，用于治疗痤疮的异维 A 酸与抑郁障碍有关（Kellett & Gawkrodger，1999；Ng & Schweitzer，2003）；而另一种皮肤科药物氨苯砜与双相障碍有关（Gawkrodger，1989；Zhu & Stiller，2001）。

皮肤问题的社会心理影响

在某种程度上，皮肤问题不同于许多其他疾病。由于常常可以被他人看见，因此，外表和疾病相关的社会因素与心理适应过程有关。毫无疑问，罹患慢性皮肤问题的个体会经历病耻感（Kent，本书第 4 章）。早在 1976 年，Jobling 发现银屑病患者面临的最大的社会心理影响是人际关系困难。现在人们普遍认为，容貌受损的个体可能会遭受来自他人的负面和粗暴的对待，也会经历人际关系方面的困难，例如伴侣关系的形成过程（如 Jowett & Ryan，1985；Lanigan & Cotterill，1989）。下面的引文是伴有皮肤问题的个体可能会经历的典型的简单粗暴的反应：

"我的意思是，如果你看到他们真的盯着你看，有时真的会让人很不舒服。"

引自 Thompson 等对一位女性白癜风患者的报道（2002，第 219 页）

一些研究把同事化妆成有面部瑕疵的人，例如先天性的胎记，发现在很多情况下，人们不太乐于帮助那些损容者，对他们也不那么友善，并缺乏同情心（Samerotte & Harris，1976；Bull & Stevens，1981；Rumsey et al.，1982；Kerr et al.，1985）。事实上，越来越多的证据表明，人们对伴有可见的皮肤问题的个体持有负面的内隐态度，这种态度不会受其他因素（如社会期许）的影响而改变（Grandfield et al.，2004）。

尽管公认人们对伴有可见皮肤问题的人持有负面反应的倾向，但目前对于这种现象的原因却较少有理论性或实验性的思考。解释这些现象的假说围绕着进化论（Kellett & Gilbert，2001；Thompson & Kent，2001）、恐惧与不确定性（Partridge，1996），以及"命运"或"公正世界"等概念相关的原始信仰（Shaw，1981）。当然，也存在一系列负面的、受文化影响的、与皮肤问题相关的观念，常认为皮肤问题的发生和持续与个体的人格缺陷有关。例如，Alderman（1989）曾提出过有关"痤疮神话"的表述，认为痤疮是由于不良的饮食和卫生所致。Beuf（1990）报道了一个流传于美国黑人中的说法，认为白癜风是对那些隐怀想变白的黑人的惩罚。

需要进一步研究探讨病耻感与刻板印象之间的相关程度，或者进化易感机制与避免污染和保持等级之间的关系，尽管可能两者兼有涉及（Thompson & Kent，2001）。然而，显而易见的是，这种"持续的社会文化"背景对存在皮肤问题的个体形成了不得不应对的额外压力。这种背景有助于形成个体本身对其状况和其外观形象价值观的表征/观念，因此很可能与心理适应息息相关。这些认知因素的作用将在后面讨论。

结合先前所描述的潜在的、社会的和躯体的影响，文献中报道的心理疾病发病率升高不足为奇（Harlow et al.，2000；Picardi et al.，2001；Picardi et al.，2003a）。常见的心理问题包括焦虑（Jowett & Ryan，1985）；存在自杀风险的抑郁（Hughes et al.，1983；Cotterill & Cunliffe，1997；Humphreys & Humphreys，1998）；低自尊（Jowett & Ryan，1985；Porter & Beuf，1988；Van der Donk et al.，1994）；羞耻感（Jowett & Ryan，1985；Salzer & Schallreuter，

1995；Thompson et al.，2002)；关注外在形象（Papadopoulos et al.，1999b；Benrud-Larson et al.，2003)。

事实上，有一系列的研究支持自我概念与外表之间存在联系（Thompson & Kent，2001)，并且文献中有对整体自我概念潜在影响的生动的定性描述，如以下引文所示：

"无论客观事实如何，在我心里，我认为自己还是十几岁时的自己。我将永远是一个怪人，一个毫无价值的人，一个潜伏在人类边缘的人。"

（Richardson，1997，第 61 页）

社会心理影响中的个体差异

虽然文献表明存在皮肤问题的个体普遍有较为明显的心理困扰，但也有证据表明这其中存在相当大的个体差异。事实上一些研究发现，存在慢性皮肤问题对社会心理的影响可能很小。例如，Kalick 等（1981）的研究发现，患有鲜红斑痣的个体寻求激光治疗时，没有证据表明其心理痛苦程度升高。Ben-Tovim和 Walker（1995）在一项伴损容性皮肤问题的女性对躯体态度的小样本研究中，发现这些女性并不比对照组更看重自己的身体。

慢性疾病和损容研究的"圣杯（Holy Grail）"（努力追求的目标——译者注）是解释个人痛苦的差异，并识别心理适应中涉及的关键因素，从而允许开展适当的社会心理干预。考虑到这些因素可能会加剧实际的身体状况，因此在皮肤问题中识别这些因素可能更为重要（Millard，本书第 2 章）。

应对和适应中的解释性因素

对这个问题的研究可以分为 5 个主题：疾病和治疗因素，诱发因素，持续的社会文化因素，认知 / 人格因素，以及应对方式。这些因素在图 5.1 中进行了总结和概括。

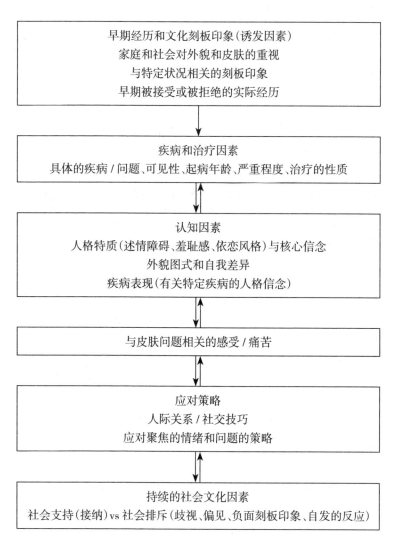

图 5.1 特定皮肤影响 / 痛苦的起源与持续的交互因素模型

疾病和治疗性因素

如前所述,已有文献表明例如发病年龄、严重程度、皮肤问题的类型,以及所接受的治疗类型等客观因素对心理适应仅有微弱或较差的预测作用。尽管定性研究清楚地证明了治疗可能是与心理痛苦有关的预测因素,但是很少有严谨的研究来验证这一点。事实上,有证据表明治疗因素与失能或生活质量没有显著相关(Fortune et al.,1997)。

许多研究发现,疾病严重程度与心理功能之间的相关性很小(Finlay et al.,1990;Clark et al.,1997;Fortune et al.,1997;Fortune et al.,2002)。临床医生与患者自我报告量表的严重程度常常不一致,临床严重程度评分和残疾程度也不相关。虽然Finlay等(1990)发现,临床测量的严重程度和残疾[如通过银屑病伤残指数(Psoriasis Disability Index,PDI)来测量]之间呈中度相关,但大多数其他研究并没有发现这种关系。例如,Root等(1994)在其银屑病研究中也使用了PDI,结果未能发现痛苦/残疾与临床医生评估的严重程度之间存在相关,但是与患者自我评估的严重程度存在"中等偏高"的相关性,研究进一步表明,残疾在自我评估的严重程度和痛苦之间起介导作用,结论认为,自我评估的严重程度与社交回避有关,而社交回避又与心理痛苦有关。然而,许多有关自我评估严重程度的研究,存在的问题是很大程度上没有定义严重程度对患者的意义,也许研究者认为严重程度,残疾和痛苦具有相同的含义。

考虑到其他人的歧视反应,可以预见的是个体皮肤受损越明显,感受到的心理痛苦越强烈。尽管已经有了一些研究证据,但调查结果仍然模棱两可。Hughes等的研究(1983)发现,伴有可见皮肤问题的被试中,70%的被试报告其心理痛苦水平有所升高。Picardi等(2001)发现皮肤问题的可见性是女性心理痛苦的重要预测因素。然而,Fortune等(1997)对银屑病患者的研究发现,这两者间的相关性程度中等。

虽然在各种慢性皮肤问题的人群中发现了心理痛苦升高的可能性,但是有证据表明各种皮肤问题之间可能存在差异。Porter 等(1986)报道,尽管两组患者的自尊水平均低于对照组,但与白癜风患者相比,银屑病患者的适应能力较差。有趣的是,银屑病患者也比白癜风患者感受到更多来自他人的负面反应。皮肤问题的类型通常也与发病年龄有关,某些皮肤问题是先天性的,而另一些皮肤问题则是在青春期后或老年期获得的。这使得很难将疾病特异性因素和发育因素区分开来。同样,有关发病年龄的文献也有些模棱两可。例如,尽管 Porter 和 Beuf(1988)发现白癜风患者在年龄组之间存在差异,但他们报告说,年龄组之间的差异很大,这表明除了年龄以外的其他因素也很重要。残疾,痛苦和疾病相关因素之间的关系很可能受其他"高阶"因素所介导,这将在下面讨论。

易感因素

一个容貌受损的孩子的出生会给父母带来很大的压力,至少会让父母遭受打击。Langlois 和 Sawin(1981)发现,与有吸引力的婴儿被紧紧拥抱相比,不太有吸引力的 2 日龄婴儿被拥抱得没那么紧密,受到的关注也更少。这些早期的反应可能会影响依恋关系的形式,随后孩子容易出现心理困扰。尽管大多数父母可以很快克服最初的负面反应,但仍有些父母可能会继续纠结于如何真正接受自己的孩子(Walters,1997;Kent & Thompson,2002;Rumsey & Harcourt,2004)。

此外,我们生活在一个看重外表的社会,如前所述,人们对那些有明显缺陷的个体的反应可能不够和善。外表受损的孩子可能会受到明显的歧视,遭受到霸凌和社会排斥。通常,我们不断接受媒体上的信息——美丽是好的（Dion et al.,1972）。事实上，在儿童故事中也常常传递这样的理念，即外表受损或外表看起来有所不同是不好的［"巨魔丑陋的脑袋伸出来。他长得太丑了，连最小的比利山羊 Gruff 都差点被吓坏了。"出自《三只坏脾气的公山羊》(*The Three Billy Goats Gruff*)，引自 Kent & Thompson,2002 ］。

如前所述，儿童可能会内化普遍存在的刻板印象和从他人——尤其是重要的人那里获得的持续的负面反应。这些因素可能有助于塑造与自我概念和人格相关的潜在认知结构。事实上，Cash 和 Labarge(1996) 以及 Altabe 和 Thompson(1996) 根据个体童年时期形成的与外表相关的图式或心理表征来定义躯体形象。

持续性的社会文化因素

在后天的生活中出现皮肤问题同样令人痛苦，也会受到来自他人的负面反应。青春期是自我概念发展的特别敏感的一个阶段（见上文 Richardson,1997）。推测个体在后天经历皮肤问题所感受到的痛苦（Kent & Thompson,2002）可能与已有的潜在消极观念倾向的确认，或者是如自我差异理论所预测的那样，源于已有的积极自我和实际自我之间的差异（Higgins,1987）。因此，在一些人中归因于外表的个人价值（外表图式），可能是决定差异程度和后续痛苦经历的关键因素。

很显然，感觉到被重要他人所接受，可能在任何时候对心理健康都至关重要。Cobb(1976) 将社会支持定义为引导人们相信自己被他人所重视。社会支持可能有助于促成被接纳的感觉（Thompson & Kent,2002）。这可以部分解释为什么社会支持与心理适应有关（Kalick et al.,1981；Picardi et al.,2003b,d）。

认知因素：人格特征与核心信念

易受影响的发展因素显然与一些人格特征的发展有关,这些人格特征在解释心理适应中的变异性时具有预测力。虽然前面已经讨论过若童年期的依恋关系受到影响,可能会导致成年期形成稳定的依恋风格,但很少有研究真正探索依恋的作用,即使有也未能将其直接与早期的经历相关联。Picardi 等(2003b,c,d)在一个小样本的研究中发现,初诊或近期加重的白癜风和斑秃患者中,存在明显的不安全型依恋和回避型依恋模式。有趣的是,该研究被试的社会支持水平也较低,可能的解释是由于潜在的依恋风格导致难以获得社会支持。

羞耻感是另一个与早期关系有关的人格因素(Tangey & Fischer,1995;Gilbert & Miles,2002)。一些存在慢性皮肤问题的个体经常感受到羞耻感(Jowett & Ryan,1985)。事实上,从发展的起源、感觉被接纳及潜在的认知过程来说,羞耻、自尊、外表意识、害怕负面评价和社交焦虑都是类似的概念(Thompson,1998)。这也许可以解释为什么一些早期的研究发现自尊与心理适应密切相关(Porter et al.,1990;Van der Donk et al.,1994)。

Fortune 等(1997)对银屑病患者的研究结果进一步证实了这些重叠概念发挥的重要作用。他们发现皮肤问题的可见程度和痛苦之间只有中等程度的相关性。分析表明,预期他人的负面反应所造成的压力在残疾评分方面,比任何其他疾病相关因素存在更大的差异。这一发现得到了定性研究的进一步支持,该研究表明"社会脆弱性"是皮肤问题人群的一个关键问题(Thompson et al.,2002;Wahl et al.,2002)。此外,Leary(1998)以及 Kent 和 Keohane(2001)提供了定量的证据,利用简明负性评价恐惧量表(Brief Fear of Negative Evaluation Scale,FNE;Leary,1983)发现,与这一概念相关的因素调节了痛苦体验的程度。Papadopoulos 等(1999b)和 Kent(2002)发现白癜风患者和使用遮盖或外观修饰产品的客户存在更高的与外表相关的负面想法和观念。

最近，述情障碍和疾病表现形式这两个认知因素开始受到关注。述情障碍为一系列持续的与调节影响有关的人格障碍。述情障碍者在情绪表达和体验方面都有困难，并且可能对焦虑高度敏感。这些特性可对身体健康产生负面的影响，主要途径是通过提高对误以为的威胁的生理唤醒（Kauhanen et al., 1994；Fortune et al., 2002）。最近有报道表明白癜风（Picardi et al., 2003b）、银屑病（Allegranti et al., 1994；Fortune et al., 2002；Picardi et al., 2003c）和斑秃（Picardi et al., 2003d）患者的述情障碍水平升高。Fortune 等（2002）发现，即使已经考虑了疾病认知和应对方式（将在后面讨论）这两个因素，述情障碍评分高的银屑病患者的焦虑评分也较高。述情障碍与重度抑郁、压力和担心相关，但程度较低，而与更高程度的残疾无关。

如前所述，有关疾病发展的观点可能是心理适应的重要因素。Leventhal 等（1980，1992）建立了一种疾病表现形式模型，以定义在慢性疾病的心理适应中起重要作用的常识观念。疾病表现形式涉及因果归因、感受的后果与控制和治疗的观念、持续时间和疾病的识别（症状感知）。如前所述，关于皮肤问题的起源和持续原因的观念在不同的文化中有所不同。疾病表现形式的观念与求医行为有关。Scharloo 等（2000）发现，如果银屑病患者认为自己的病情后果严重，但是可以被控制，同时患者具有较强的症状识别能力时，他们会更多地使用门诊服务。Fortune 等（2002）曾报告，在解释与银屑病相关的痛苦、压力和残疾问题时，疾病认知（与应对方式和述情障碍相比同样重要）是最有用的变量。此外，Fortune 等的研究（2004 年）表明，这种观念受社会心理干预的影响。

显然，这些认知人格因素值得进一步研究，以检验其在干预中的作用。此外，需要明确它们是否确实代表了潜在的稳定的人格特质,或者它们是否被认为是最好的情境应用的应对机制。但显而易见的是,它们与所采用的应对策略的种类有关,并可能起作用。

应对

应对是指用于处理特定压力源的诸多策略(认知、行为和情绪)。Lazurus 和 Folkman(1984)的交易模型是目前最主要的应对模式。该模型表明,通过一级和二级评估,个人将利用一系列的应对策略。可用的策略可以大致分为两种,一种是直接处理压力源本身,即所谓的问题聚焦策略(例如,面对正在盯着的人);另一部分旨在调节情绪影响,即所谓的情绪聚焦策略(例如,否认)。简单来说,可控的情况最好使用第 1 种策略来处理,而那些不可改变的情况最好使用情绪聚焦策略来解决。

上述所有的人格和认知因素都与个人应对策略的类型明确关联。羞耻感、述情障碍和回避依恋风格与回避型应对策略有关。例如,不安全感和回避依恋风格较高的白癜风和斑秃患者的社会支持水平也较差,推测可能由难以获得社会支持而导致(Picardi et al.,2003b,c,d)。

回避、隐瞒、逃避,以及使用微妙的安全行为(例如,扭转自己的身体以免在社交场合中暴露自己的不利方面)是常见的应对羞耻和社交焦虑的策略。这种应对机制常常与不良的心理适应有关(Rapp et al.,2001;Hill & Kennedy,2002;Kent,2002)。人们可能会认识到使用这些策略的局限性,并在使用这些策略时感到矛盾,但是却觉得可以这样做,因为其他的策略(例如,积极主动参与社交活动)可能会对个人资源要求更高(Thompson,1998)。由于应对方式在解释心理适应上存在的个体差异十分重要,值得进一步深入研究。而且,越来越多的证据表明,帮助人们培养应对技能以面对来自他人的负面反应的干预非常有用（Robinson et al., 1996）。

结论

估计社会心理因素在这一领域的真正影响，存在一个重要问题是所进行的研究主要基于来自医院门诊或自助组织的非代表性样本。这些群体可能并不能代表全体受影响人群，例如那些情况更为严重，发病年龄早，或对其有较大影响的人群。显然，需要在社区和初级保健机构进行更多的研究，以重复和强化上述发现。

本章把适应视为一个复杂的、多方面的、持续的生物社会心理过程，这不仅在个人的层面上，也在社会层面上。事实上，遇到他人的负面反应可能不可避免（Grandfield et al., 2004），但在适应过程中，明显的个体差异似乎无疑与个体的思考方式有关，并反过来对内部和外部的威胁作出反应。潜在的认知因素（例如，羞耻感）与社会反应之间复杂的相互作用很大程度上介导了应对方式以及所经历的痛苦和残疾的程度。这些因素在实施社会心理干预中的作用的研究刚刚起步，还需要不断深入。

（周田田　任荣鑫 译，朱雅雯 校）

参考文献

Alderman, C. (1989). Not just skin deep. *Nursing Standard*, **37**, 22–24.

Allegranti, I., Gon, T., Magaton-Rizzi, G., & Aguglia, E. (1994). Prevalence of alexithymia characteristics in psoriatic patients. *Acta Dermatologica Vererologica*, **186**, 146–147.

All Party Parliamentary Group on Skin (2003). *Report on the enquiry into the impact of skin diseases on people's lives.* London: HMSO.

Altabe, M., & Thompson, J.K., (1996). Body image: a cognitive self-schema construct. *Cognitive Therapy and Research*, **20**, 171–193.

Benrud-Larson, L.M., Heinberg, L.J., Boling, C., Reed, J., White, B., Wigley, F.M., & Haythornwaite, J.A. (2003). Body image dissatisfaction among women with scleroderma: extent and relationship to psychosocial function. *Health Psychology*, **22**, 130–139.

Ben-Tovim, D., & Walker, M.K. (1995). Body image, disfigurement and disability. *Journal of Psychosomatic Research*, **39**, 283–291.

Beuf, A. (1990). *Beauty is the Beast*. Philadelphia: University of Pennsylvania Press.

Bull, R., & Stevens, J. (1981). The effects of facial disfigurement on helping behaviour. *The Italian Journal of Psychology*, **8**, 25–31.

Cash, T.F., & Labarge, A.S. (1996). Development of the appearance schemas inventory: a new cognitive body-image assessment. *Cognitive Therapy and Research*, **20**, 37–50.

Cotterill, J.A., & Cunliffe, W.J. (1997). Suicide in dermatology patients. *British Journal of Dermatology*, **137**, 246–250.

Clark, S.M., Goulden, V., Finlay, A.Y., & Cunliffe, W.J. (1997). The psychological and social impact of acne: a comparison study using 3 acne disability questionnaires. *British Journal of Dermatology Supplement*, **137**, 41–42.

Cobb, S. (1976). Social support as a moderator of life stress. *Psychosomatic Medicine*, **38**, 300–314.

Dion, K.K., Berscheid, E., & Walster, E. (1972). What is beautiful is good. *Journal of Personality and Social Psychology*, **11**, 1–18.

Finlay, A.Y., Khan, G.K., Luscombe, D.K., & Salek, M.S. (1990). Validation of sickness impact profile and psoriasis disability index in psoriasis. *British Journal of Dermatology*, **123**, 751–756.

Fortune, D.G., Main, C.J., O'Sullivan, T.M., & Griffiths, C.E.M. (1997). Quality of life in patients with psoriasis: the contribution of clinical variables and psoriasis-specific stress. *British Journal of Dermatology*, **137**, 755–760.

Fortune, D.G., Richards, H.L., Griffiths, E.M., & Main, C. (2002). Psychological stress, distress and disability in patients with psoriasis: consensus and variation in the contribution of illness perceptions, coping and alexithymia. *British Journal of Clinical Psychology*, **41**, 157–174.

Fortune, D.G., Richards, H.L., Griffiths, C.E.M., & Main, C.J. (2004). Targeting cognitive-behaviour therapy to patients' implicit model of psoriasis: results from a patient preference controlled trial. *British Journal of Clinical Psychology*, **43**, 65–82.

Gawkrodger, D. (1989). Manic depression induced by dapsone in patient with dermatitis-herpetiformis. *British Medical Journal*, **299(6703)**, 860.

Gawkrodger, D.J. (2002). *Dermatology: An Illustrated Colour Text*, 3rd edn. Edinburgh: Churchill Livingstone.

Gilbert, P., & Miles, J. (2002). *Body Shame: Conceptualization, Research and Treatment*. Hove: Bruner-Routledge.

Grandfield, T., Thompson, A., & Turpin, G. (2004). An attitudinal study of responses to dermatitis using the implicit association test. Poster presented at the *Annual British Psychological Society Conference*, April.

Harlow, D., Poyner, T., Finlay, A.Y., & Dykes, P.J. (2000). Impaired quality of life of adults with skin disease in primary care. *British Journal of Dermatology*, **143**, 979–982.

Hill, L., & Kennedy, P. (2002). The role of coping strategies in mediating subjective disability in people who have psoriasis. *Psychology, Health and Medicine*, **7**, 261–269.

Higgins, E. (1987). Self-discrepancy: a theory relating to self and affect. *Psychological Review*, **94**, 319–340.

Hughes, J., Barraclough, B., Hamblin, L., & White, J. (1983). Psychiatric symptoms in dermatology patients. *British Journal of Psychiatry*, **143**, 51–54.

Humphreys, S., & Humphreys, R. (1998). Psychiatric morbidity and skin disease: what dermatologists think they see. *British Journal of Dermatology*, **139**, 679–681.

Jobling, R. (1976). Psoriasis: a preliminary questionnaire study of sufferers' subjective experience. *Clinical and Experimental Dermatology*, **1**, 233.

Jowett, S., & Ryan, T. (1985). Skin disease and handicap: an analysis of the impact of skin conditions. *Social Science and Medicine*, **20**, 424–429.

Kalick, S., Goldwyn, R., & Noe, J. (1981). Social issues and body image concerns of port wine stain patients undergoing laser therapy. *Lasers in Surgery and Medicine*, **1**, 205–213.

Kauhanen, J., Kaplan, G.A., Julkunen, J., & Salonen, J.T. (1994). The association of alexithymia with all cause mortality: prospective epidemiologic evidence. *Psychosomatic Medicine*, **56**, 149.

Kellett, S.C., & Gawkroger, D.J. (1999). The psychological and emotional impact of acne and the effect of treatment with isotretinoin. *British Journal of Dermatology*, **140**, 273–282.

Kellett, S., & Gilbert, P. (2001). Acne: a biopsychosocial and evolutionary perspective with a focus on shame. *British Journal of Health Psychology*, **6**, 1–24.

Kent, G. (2002). Testing a model of disfigurement: effects of a skin camouflage service on well being and appearance anxiety. *Psychology and Health*, **17**, 377–386.

Kent, G., & Keohane, S. (2001). Social anxiety and disfigurement: the moderating effects of fear of negative evaluation and past experience. *British Journal of Clinical Psychology*, **40**, 339–342.

Kent, G., & Thompson, A. (2002). The development and maintenance of shame in disfigurement. In: P. Gilbert & L. Miles (Eds), *Body Shame: Conceptualisation, Research and Treatment*, New York: Brunner-Routledge.

Kerr, R.L., Bull, R.H.C., MacCoun, R.J., & Rathborn, H. (1985). Judgements of victim attractiveness, care and disfigurement on the judgements of American and British mock jurors. *Journal of Social Psychology*, **24**, 47–58.

Langlois, J., & Sawin, D. (1981). Infant physical attractiveness as an elicitor of differential parenting behaviours. Paper presented at the Society for Research in Child Development, Boston. Cited in Walters, E. (1997). Problems faced by children and families living with visible differences. In: R. Lansdown, N. Rumsey, E. Bradbury, T. Carr, & J. Partridge (Eds), *Visibly Different: Coping with Disfigurement*. Oxford: Butterworth-Heinemann.

Lanigan, S., & Cotterill, J. (1989). Psychological disabilities amongst patients with port wine stains. *British Journal of Dermatology*, **121**, 209–215.

Lazarus, R., & Folkman, S. (1984). *Stress, Appraisal and Coping*. New York: Springer.

Leary, M. (1983). A brief version of the fear of negative evaluation scale. *Personality and Social Psychology Bulletin*, **9**, 371–376.

Leary, M., Rapp, S., Herbst, K., Exum, M., & Feldman, S. (1998). Interpersonal concerns and psychological difficulties of psoriasis patients: effects of disease severity and fear of negative evaluation. *Health Psychology*, **17**, 1–7.

Leventhal, H., Diefenbach, M., & Leventhal, E. (1992). Illness cognition: using common sense to understand treatment adherence and affect cognition interactions. *Cognitive Therapy and Research*, **16**, 143–163.

Leventhal, H., Meyer, D., & Nerenz, D. (1980). The common sense representation of illness danger. In: S. Rachman (Ed.), *Contributions to Medical Psychology* (Vol. 2.), New York: Pergamon Press, pp. 7–30.

Miles, J. (2002). Psoriasis: The role of shame on quality of life. In: P. Gilbert, & J. Miles (Eds), *Body Shame: Conceptualisation, Research and Treatment*. New York: Brunner-Routledge.

Moos, R., & Schaefer, J. (1984). The crisis of physical illness: an overview and conceptual approach. In: R. Moos (Ed.), *Coping with Physical Illness: New Perspectives*, New York: Plenum, pp. 3–25.

Ng, C.H., & Schweitzer, I. (2003). The association between depression and isotretinoin use in acne. *Australian and New Zealand Journal Of Psychiatry*, **37**, 78–84.

Papadopoulos, L., Bor, R., & Legg, C. (1999a). Psychological factors in cutaneous disease: an overview of research. *Psychology, Health and Medicine*, **4**, 107–126.

Papadopoulos, L., Bor, R., & Legg, C. (1999b). Coping with the disfiguring effects of vitiligo: a preliminary investigation into the effects of cognitive-behavioural therapy. *British Journal of Medical Psychology*, **72**, 385–396.

Partridge, J. (1996). *Facial Disfigurement. The Full Picture*. London: Changing Faces.

Picardi, A., Abeni, D., Renzi, C., Braga, M., Puddu, P., & Pasquini, P. (2001). Increased psychiatric morbidity in female outpatients with skin lesions on visible parts of the body. *Acta Dermato-Venereologica*, **81**, 410–414.

Picardi, A., Abeni, D., Renzi, C., Braga, M., Melchi, C.F., & Pasquini, P. (2003a). Treatment outcome and incidence of psychiatric disorders in dermatological outpatients. *Journal of the European Academy of Dermatology and Venereology*, **17**, 155–159.

Picardi, A., Pasquini, P., Cattaruzza, M.S., Gaetano, P., Melchi, C.F., Baliva, G., Camaioni, D., Tiago, A., Abeni, D., & Biondi, M. (2003b). Stressful life events, social support, attachment security and alexithymia in vitiligo. *Psychotherapy and Psychosomatics*, **73**, 150–158.

Picardi, A., Pasquini, P., Cattaruzza, M.S., Gaetano, P., Baliva, G., Melchi, C.F., Tiago, A., Camaioni, D., Abeni, D., & Biondi, M. (2003c). Only limited support for a role of psychosomatic factors in psoriasis: results from a case-control study. *Journal of Psychosomatic Research*, **55**, 189–196.

Picardi, A., Pasquini, P., Cattaruzza, M.S., Gaetano, P., Baliva, G., Melchi, C.F., Papi, M., Camaioni, D., Tiago, A., Gobello, T., & Biondi, M. (2003d). Psychosomatic factors in first onset alopecia areata. *Psychosomatics*, **44**, 374–380.

Porter, J.R., & Beuf, A.H. (1988). Response of older people to impaired appearance: the effect of age on disturbance by vitiligo. *Journal of Aging Studies*, **2**, 167–181.

Porter, J.R., Beuf, A.H., Lerner, A., & Nordlund, J. (1986). Psychosocial effects of vitiligo. A comparison with 'normal' control subjects with psoriasis patients, and with patients with other pigmentary disorders. *Journal of the American Academy of Dermatology*, **15**, 220–224.

Rapp, S.R., Cottrell, C.A., & Leary, M.R. (2001). Social coping strategies associated with quality of life decrements among psoriasis patients. *British Journal of Dermatology*, **145**, 610–616.

Richardson, J. (1997). Chapter 10. In: R. Lansdown, N. Rumsey, E. Bradbury, T. Carr, &

J. Partridge (Eds), *Visibly Different: Coping with Disfigurement*. Oxford: Butterworth-Heinemann.

Robinson, E., Rumsey, N., & Partridge, J. (1996). An evaluation of the impact of social interaction skills training for facially disfigured people. *British Journal of Plastic Surgery*, **49**, 281–289.

Root, S., Kent, G., & Al-Abadie, M.S.K. (1994). The relationship between disease severity, disability and psychological distress in patients undergoing PUVA treatment for psoriasis. *Dermatology*, **189**, 234–237.

Rumsey, N., Bull, R., & Gahagan, D. (1982). The effect of facial disfigurement on the proxemic behaviour of the general public. *Journal of Applied Social Psychology*, **12**, 137–150.

Rumsey, N., & Harcourt, D. (2004). Body image and disfigurement: issues and interventions. *Body Image*, **1**, 83–97.

Salzer, B., & Schallreuter, K. (1995). Investigation of personality structure in patients with vitiligo and a possible association with catecholamine metabolism. *Dermatology*, **190**, 109–115.

Samerotte, G.C., & Harris, M.B. (1976). The effects of actual and attempted theft, need, and a previous favor on altruism. *Journal of Social Psychology*, **99**, 193–202.

Shaw, W. (1981). Folklore surrounding facial deformity and the origins of facial prejudice. *British Journal of Plastic Surgery*, **34**, 237–246.

Scharloo, M., Kaptein, A.A., Weinman, J., Bergman, W., Vermeer, B.J., & Rooijmans, H.G.M. (2000). Patients' illness perceptions as predictors of functional status in psoriasis: a 1-year follow-up. *British Journal of Dermatology*, **142**, 899–907.

Tangey, J., & Fischer, K. (1995). *Self-Conscious Emotions. The Psychology of Shame, Guilt, Embarrassment and Pride*. New York: Guildford Press.

Thompson, A. (1998). *Exploring the Process of Adjustment to Disfigurement with Particular Reference to Vitiligo*. Unpublished doctoral thesis. University of Sheffield, UK.

Thompson, A., & Kent, G. (2001). Adjusting to disfigurement: processes involved in dealing with being visibly different. *Clinical Psychology Review*, **21**, 663–682.

Thompson, A.R., Kent, G., & Smith J.A. (2002). Living with vitiligo: dealing with difference. *British Journal of Health Psychology*, **7**, 213–225.

Van der Donk, J., Hunfield, J., Passcher, J., Knegt-Junk, K., & Nieber, C. (1994). Quality of life and maladjustment associated with hair loss in women with alopecia androgenetica. *Social Science and Medicine*, **38**, 159–163.

Wahl, A.K., Gjengedal, E., & Hanestad, B.R. (2002). The bodily suffering of living with severe psoriasis: in depth interviews with 22 hospitalised patients with psoriasis. *Qualitative Health Research*, **12**, 250–261.

Walters, E. (1997). Problems faced by children and families living with visible differences. In: R. Lansdown, N. Rumsey, E. Bradbury, T. Carr, & J. Partridge (Eds), *Visibly Different: Coping with Disfigurement*. Oxford: Butterworth-Heinemann.

Zhu, Y.I., & Stiller, M.J. (2001). Dapsone and sulfones in dermatology: overview and update. *Journal of the American Academy of Dermatology*, **45**, 420–434.

6

皮肤疾病和亲密关系

Litsa Anthis

"记得几个月前，我总是看到他的指关节特别干燥，还有很多裂口和出血，然后我注意到他的手臂也是这样。我小心地问他是怎么回事，他总是躲闪，改变话题。这是我们还没有变得亲密之前。后来他慢慢地变得更加自如，一天晚上，我们彼此拥抱在一起，他问我是否想看看，我说好的。他脱下了衬衫，我看到他的整个背部、手臂和部分腿部都是红色的，皮肤很干燥，有些地方还渗出血。我的心一下子被触动了，感到和他的距离猛然拉近。我没有觉得震惊或害怕，他体会到了我的感受，看起来更放松了一些。我伸手触摸他的肩膀，轻轻地抚摸着他的背部。后来他告诉我，很感激我能接受他，已经很久没有人触碰过他了。他的状况并没有影响我，事实上，我很佩服他，他有如此的勇气把这一切展现在我面前。从那时起我们变得更亲密，我尽全力让他感到放松。但我似乎无法避免导致他痛苦的情况出现；有次我们躺在一起，他把头靠在我胸前，当起身看见留在我黑色毛衣上的皮屑时，我看到他的脸上闪过痛苦。我不知怎么做，起身亲吻他，把身上的皮屑抖掉，和他开玩笑说'黑色不是最适合我的颜色，但我还是坚持穿着它！'他一贯地笑笑，但是在接下来的整个晚上，我都能感到他内心的羞愧。一位银屑病患者的家属陈述道。"

患病与健康

当选择一个浪漫的伴侣时,个人的选择理由是基于想要和某个特定的人在一起。其中一些原因是有意识的,而另一些则不是。不可否认,个人对于亲密关系的期望和看法会有所不同,但对于大多数人而言,他们希望现有的或新的亲密关系能成为支持和个人成长的动力源泉(Altschuler,1997)。然而,在一起的过程中,伴侣双方将会面临各种困难,如果不协商解决,可能会威胁到双方关系的质量。罹患皮肤疾病会威胁到伴侣之间的感情、身体和社会边界。有时皮肤疾病就像一个不速之客,强行融入伴侣的生活中(Rolland,1994)。身体不适、损容、尴尬和社会歧视只是一些必须面对的现实(Gupta et al.,1993;Finlay & Coles,1995;Kapp-Simon & McGuire,1997;Kent,2000)。皮肤疾病对伴侣的影响取决于双方将如何应对和解决困难。理想情况下,伴侣双方不论是患病或是健康时都应相互支持。但是,随着时间的推移,与疾病相关的压力会增加冲突,并限制了彼此支持的力度,对亲密关系的满意度可能会下降。

关于亲密关系和疾病的研究表明,伴侣的支持对于癌症、心血管疾病、慢性疼痛等疾病的药物治疗和心理适应至关重要(Pistrang et al.,1997)。支持和鼓励,请求和接受帮助可以促进适应,并对亲密关系产生积极的影响(Rodin,1982;Vaux,1988;Heller & Rook,1997)。已有调查结果表明,适用于个体的心理适应模型不一定适用于处理伴侣之间的问题。在不同程度上,人们不仅希望提高自己的幸福感,还希望增进与重要他人的关系(Coyne et al.,1990)。根据 Lyons 等(1995a)的研究结果,想要理解应对关系的本质,还需要深入了解伴侣如何运作、沟通、融入他人以及参与工作和休闲活动以表明生活质量。慢性疾病通过减少亲密关系中可用的心身资源来影响伴侣之间的相互作用。这可能会导致沟通不畅、支持减少,并限制伴侣亲密和社交活动的范围(Meyerowits et al.,1997)。Burman 和 Mangolin(1992)聚焦亲密关系中特定的变量,包括伴侣互动,关系状况(是否处于一个重要关系)和关系质量(满意与不满意),验证价值以了解健康状况。

在皮肤病学领域,尽管证据表明伴侣在面对不健康的情况下,能相互给予重要的支持,然而仍然一直忽视亲密关系在应对和适应皮肤疾病的影响方面的研究(Cutrona,1996)。当所爱的人被皮肤疾病困扰时,患者的伴侣常常不知道"如何帮助",或者不知道"怎么说或怎么做才是对的"。本章将探讨皮肤疾病对亲密关系的影响,将讨论应对外表的改变、沟通困难、社交网络的改变和性亲密等问题,以上所提到的这些都是伴侣生活中急性和慢性压力潜在的触发因素。依恋理论指出依恋风格可以影响心理适应,以及伴侣如何应对皮肤疾病引起的情绪困扰。

应对和适应

在一段可能即将开始的关系或一段稳定的关系中,关注在对方眼中"我们看起来怎么样"和"想要表现出什么样",都会有力地促成浪漫的化学效应。因此,大多数人努力地用某些方式修饰他们的外表,以便向潜在的或现有的伴侣展现自己的最佳状态(Rumsey & Harcourt,2004)。罹患皮肤疾病使患者无法提升自己的外观,会影响患者的情绪,令其感到沮丧,并且可以改变患者社交互动的模式(Koblenzer,1987;Bradbury,1996;Landsdown,1997)。感到羞耻和自我意识增强可能会挑战个人的自我感知,会令患者在接近新的恋情时感到胆怯,还可能危及现有关系中的情感安全。现有研究已经明确了个体面临一系列常见困难时会如何应对和适应,但是并没有一份囊括了所有患者可能遇到的问题的清单(James,1989)。虽然皮肤疾病可以严重扰乱一些人的生活（Jowett & Ryan,1985;Porter et al.,1990），但残疾和痛苦的程度各不相同,许多患者报告的痛苦水平很低（Love et al.,1987;Blackney et al.,1988;Hunter et al.,1989;Landsdown,1997）。迄今为止,调查结果总结如下:第一,损容状况对抑郁、焦虑和自尊有显著的影响;第二,病情严重程度与对社会和个人的影响之间的关系较弱;第三,治疗可减少皮肤疾病对患者的困扰,提高生活质量,但是患者生活的社会改善与临床改善关系并不密切（Kent,2000）。

然而,皮肤疾病并不仅仅是个人的问题,而是一个亲密关系问题,对双方都有心理影响。大多数伴侣在解决困难时共同分担责任（Skerrett,1998）,因此当一方患有皮肤疾病时,知道什么样的支持是有益的非常重要。一项关于乳腺癌患者及其伴侣的研究表明,确诊以后,丈夫对妻子身体健康的关心增加得更多,但是对妻子情绪困扰的关心增加较少（Bolger et al.,1996）。证实了在面对压力时,妻子倾向于以人际关系和情感为中心的应对方式,而丈夫更喜欢与他人保持距离（Gottlieb & Wagner,1991）。类似的性别效应可能在患有皮肤疾病的夫妇身上起到相似的作用。也就是说,在妻子面对皮肤疾病造成损容,最需要他人支持的时候,性别效应可能致使妻子从丈夫那里得到较少的情感支持。

当皮肤疾病导致亲密关系紧张时,患者往往会因为自己对伴侣要求增多而心怀愧疚,同时也很害怕被拒绝。承担照顾者或被照顾者的角色,而不再是爱人或伴侣的角色,可能会很快摧毁亲密关系（Gottlieb & Wagner,1991;Schmaling & Sher,1997）。心理困扰也可能影响人际关系的评价。情绪不好的患者通常会把观点负面化,这会影响到他们对伴侣的态度。研究表明,当伴侣有一方情绪低落时,伴侣间会表现出更多的消极情绪,双方对彼此关系的满意度下降,经历更多的生活压力事件（Whiffen & Gotlib,1989）。因此,应对皮肤疾病的复杂性可以考验伴侣双方对彼此的承诺,也挑战双方在新的情况下生活和互动的能力。把亲密关系仅仅看作是提供有益的支持未免过于简单(Schmaling & Sher,2000)。伴侣之间保持爱的关系,也是为了满足陪伴和依恋的需要。

依恋风格

最初,依恋理论是用来解释婴儿和照顾者之间的情感联系。Bowlby(1969—1980)认为,依恋是人类"从摇篮到坟墓"这一生中至关重要的组成部分,它在成年人的感情生活中发挥着巨大的作用。Hazan 和 Shaver(1987)进一步深化了 Bowlby 的理论,并注意到 Ainsworth 等(1987)提出的描述婴儿的主要依恋风格,安全型、回避型、焦虑 - 矛盾型,这些依恋风格与成年人在亲密关系中的依恋方式是类似的。此外,当成年人在身体上或在自我认知上与伴侣分离时,与婴儿类似的依恋行为被激活。浪漫的爱情可以被概念化为一个依恋过程,但是与婴儿依恋不同的是,爱情包括相互照顾和性(Shaver & Hazan,1988)。

许多关系变量,如信任、沟通和支持都与安全和不安全的关系模式有关。例如,回避型依恋风格的成人在一段关系中需要与他人保持距离,从而限制亲密度以保持自主性。自给自足的需要也意味着他们不容易接受伴侣的支持。焦虑 - 矛盾型依恋风格的成人渴望亲密的关系,但他们给自己很大压力,往往不愿意对伴侣提出他们的需要,也不愿意暴露自己的脆弱。通常而言,不安全型依恋风格的成年人会对伴侣传递更多消极的情绪(Simpson,1990),他们在关系冲突期间和之后对伴侣行为的归因往往会加剧他们的焦虑(Simpson et al.,1996)。相比较之下,有安全感的个体比缺乏安全感的个体更信任亲密关系,也更自信(Feeney & Noller,1990)。他们更喜欢亲密,更依赖他人,更少担心被抛弃(Collins & Read,1990)。他们也更容易在情绪低落时从伴侣那里寻求物质和情感上的支持,也更能为沮丧的伴侣提供支持(Crowell et al.,1999)。以安全型依恋方式为特征的成人渴望亲密的关系,并试图在亲密关系中创造亲密和自主的平衡(Simpson et al.,1992;Campbell,2003)。

Main 等(1985)把依恋风格比作"工作模式",他们认为依恋风格塑造了个体对其他人的认知、情绪和行为反应。这些工作模式在很大程度上超出了意识的范围,是相对稳定且不易改变的,以管理和实现依恋需求。依恋框架在区分健康的和有问题的依恋风格上非常有用(Collins & Read,1994)。然而,当伴侣一方面临疾病时,并不意味着以前的困难和冲突的关系就消失了。从这个意义上讲,依恋框架是有益的,它解释了为什么有些皮肤病患者可以利用亲密关系作为安全基础,解决与疾病相关的困难,比如羞耻感、外表及性生活上的问题,而有些患者在面对压力和苦恼时选择自己承受,不与他人沟通和倾诉。

外表、吸引力和羞耻

浪漫的伴侣通常花费大量的时间在一起,他们分享社交和休闲的经历,允许在彼此之间展现脆弱的一面,而很少在他人面前这样。因此,亲密的伴侣之间的感情和感知会相互影响,他们对彼此外表的反馈会影响到他们对自己、对身体,以及他们之间的关系的看法(Tantleff-Dunn & Gokee,2002)。60%的皮肤病患者认为,他们的皮肤问题影响了他们的婚姻生活(Hughes et al.,1983)。Lannigan 和 Coterill(1989)发现,一小部分女性(9%)即使面对自己的丈夫,也不愿意露出胎记。Koo(1996)的研究指出,许多银屑病患者声称他们的疾病是产生和维持亲密关系的主要障碍。这表明不论是在已经建立的或是新建立的亲密关系中,皮肤疾病导致的缺陷可以让患者感觉深深的羞耻,同时让患者感到对伴侣的吸引力下降,从而产生强烈的不安全感。

Kellet(2002)描述患者对损容的反应,其重点是对自己皮肤的外观和缺乏吸引力感到羞耻,反映了身体羞耻的一种特殊形式,故可称之为皮肤病羞耻感。皮肤病羞耻感可以是"特定"疾病性的或者是与自我图式(对自我的观念)有关的"泛化"。特定的皮肤病羞耻感的重点是疾病本身。患者的其他方面不受影响,能够在生活的各个领域有效地发挥个人作用。具有安全型依恋风格的个体对自己的个性充满信心,更容易经历"特定"的羞耻感。表现为接受疾病,并以一种包容的方式处理皮肤疾病带来的社会心理后果。

泛化的羞耻,正如它所暗示的那样,更为普遍。它与其他羞耻图式融合,产生一种包括自我否定、社会污名、与他人比较时的自我否定、自我厌恶等体验。这种羞耻感如果导致亲密关系的丧失和沟通困难,将会对伴侣造成毁灭性的影响。例如,焦虑-矛盾型依恋风格的成人很容易担心被遗弃,泛化的羞耻会让他们自认为没有吸引力,最终被拒绝。害怕失去关系可以引发焦虑-矛盾型依恋风格个体的应对方式包括:为了获得伴侣的回应可能会加剧痛苦的表现,或者采用一些挑衅的行为以寻求被接受。回避型依恋风格的成人更容易通过隐藏自己的羞愧或者减小情绪表露来应对皮肤疾病造成的外表困扰。

在一些伴侣中,没有皮肤疾病的一方为了安慰患病的伴侣,会表达外表不重要之类的评论,这反而会加深他们所爱的人的心理痛苦。例如会随口说"你的脸怎么了?",或者脑子一热说"你的脸看起来糟透了",可能导致亲密关系紧张。焦虑-矛盾型的个体对批评特别敏感,因此在比较严重的情况下,可能引发双方互相言语攻击。在这种争论中,双方开始利用对方的不完美作为攻击的武器。这种冲突增加了误解的可能性,如果冲突升级,紧张的关系会破坏双方的感情。反之,伴侣表现出对皮肤疾病无条件地接受,表现出尊重和理解,用幽默的方式使他们的爱人尽管有皮肤问题,仍能感到自己的价值和吸引力,这对患病一方的情绪有很强的调节作用。Richards 等(2004)研究了慢性银屑病患者及其伴侣的疾病表现形式。研究结果表明,与伴侣相比,患者的焦虑、抑郁和担心的程度与其疾病对感情的影响显著相关。"共情的应对"对伴侣来说是一个特殊的挑战,因为这不但包括了解皮肤疾病带来的羞耻感如何影响他们所爱的人,也包括对亲密关系运作的影响。

沟通困难

自我封闭和自我表露是两种相反的沟通方式,可以通过制造伴侣之间的共同话题以及如何管理亲密和分离的需求来改变亲密关系(Feeney & Noller,1996)。皮肤病患者的自我封闭通常涉及采用一些安全行为,比如找借口避免他人接触皮肤,或通过衣服或化妆品来掩盖皮肤疾病。在现有的关系中,即使患者公开承认皮肤问题,但如果能在交流过程中巧妙地避免与疾病有关的话题,可能起到保护患者隐私的作用。伴侣可能同样担心不知道说些什么,或如何在不说错话的情况下找到合适的话题以免让自己或者对方感到尴尬。有时候皮肤问题的位置不是很明显,因此是否告诉或什么时候告诉新伴侣关于自己的状况就会被拖延一段时间(Papadopoulos & Walker,2003)。Ginsburg(1996)认为患者在疾病发生之前的自尊和身体意象对他们如何应对外表的变化具有重要的临床意义。自我封闭可能会减少尴尬的机会,然而作为一种沟通策略,自我封闭反映了患者对外表的显著焦虑(Miles,2002)。化妆品对许多皮肤病患者非常有用,因为他们通过化妆改善外表来缓解焦虑(Kent & Thompson,2002),也可以增强发展亲密关系的自信(Leary & Kowalski,1995)。然而,这也存在着一定的风险,当患者依赖通过化妆来保持自尊,增强自信,"伪装"可能成为维持其社会功能的必需的心理工具(Meli & Giorgini,1984)。

回避型依恋风格:"不化妆我坚决不出门,即使去隔壁商店买点东西。糟糕的日子里,只要离开我的卧室我就得化妆(我和3位男性同住)。最让我反感的是化妆要花很多时间。周围的朋友经常拿我爱化妆开善意的玩笑,我也希望只花5分钟就可以搞定,因为化妆真的很占时间,有时我需要至少半个小时。我知道自己化过妆的样子好极了,没有人发现被妆容遮盖的皮肤问题。但是我很害怕别人看到素颜'真实'的我。就算在夏天我也不会去游泳,当我谈恋爱时,我需要想出一大堆理由,阻止他们在我家过夜,这经常会破坏我们之间的关系。我不想让生活中的任何人知道,我对外表的态度是多么的不安"。(一个痤疮女患者的自白)

相反,自我表露是一种沟通策略,旨在减少"被看见"或"被发现"的恐惧。Mikulincer 和 Nachshon(1991)研究了伴侣的自我表露和依恋风格之间的关系。他们发现安全型依恋和焦虑-矛盾型依恋的个体比回避型依恋的个体存在更多的自我表露,而安全型依恋成人在与伴侣讨论问题时,会表现出更多的互惠和灵活。

安全型依恋风格:"就亲密关系而言,我个人的想法是,我的伴侣需要对我的皮肤问题感到舒适,因为这在我的生活中扮演着非常重要的角色。同时,在关系开始时就应坦诚相待,可以避免尴尬,也可以避免令人讨厌的意外进一步发生。我不指望没得过湿疹的人会完全理解我的感受,但当我要和他们建立长期的亲密关系的话,我希望他们对我的情况有点了解"。(一位女性湿疹患者的自白)

自我表露是亲密关系中所必需的(Monsour,1992),然而,某些人担心影响自己和伴侣的关系,尽管内心非常抑郁和焦虑,也不愿意表现出来。"放开自我"可能会承担遭受他人不良评价的风险（Glick et al., 1974），尤其是对于那些"背负着十字架"，也就是在社会评价中广受赞扬的人来说，这种风险更大（Lyons et al., 1995a）。对某些个人或伴侣而言，隐藏情绪困扰或避免冲突，可以作为一种"保护性缓冲"，也可能减少对亲密关系和生活方式的影响。这种应对方式描述了伴侣在面对压力时，如何使用不同的策略来保护他们的关系（Coyne & Smith, 1991）。

社交网络变化

伴侣在他们的关系过程中创造了大量涉及家庭、娱乐或职业活动的社会背景。当皮肤疾病改变了上述任何一个方面时，亲密关系的维持或性质可能会受到威胁（Lyons & Sullivan, 1998）。一对伴侣的社交网络变化可能会通过减少与他人的互动和增加双方在家里的活动表现出来（Morgan et al., 1984）。更为常见的社会退缩是患者对皮肤疾病造成的社会污名破坏性影响的回应。Porter 等（1990）报道白癜风患者在遇到陌生人时经常感到尴尬和焦虑，许多患者因为公众的无知，成为粗鲁言论的受害者。短期内，社交回避可能具有保护作用，但这也可能会导致失去友谊，以及减少伴侣间的互动。在早期的调查中，Jobling（1976）访谈了 186 名伦敦银屑病协会（British Psoriasis Association）的成员，询问他们认为患银屑病最坏的地方是什么？ 84% 的人认为，他们在建立社会连接和亲密关系方面困难重重。如果一对伴侣作为一个共同体的能力不断受到挑战，生活方式的负面改变会进一步恶化亲密关系。

对于一些伴侣来说，皮肤疾病给两人之间的关系带来了新的责任，如果传统的性别角色失衡，这可能会给亲密关系带来负担（Danoff-Burg & Revenson, 2000）。例如，下面这对受皮肤疾病影响的夫妇,因为蒸汽和化学物质会加重丈夫的湿疹,因此他无法在干洗店继续工作,妻子不得不找工作来贴补家用。皮肤疾病导致的功能限制也会改变伴侣的休闲活动。例如,接受补骨脂素加紫外线治疗(psoralen plus ultraviolet light,PUVA)的银屑病患者往往不会选择在阳光下去度假。为了维护亲密关系,皮肤病患者的伴侣通常会放弃有价值的活动来迁就他们的伴侣。首先,伴侣间不再去做之前共享的社交互动;其次,未患病的一方不得不独自完成更多的事情。有时关系越亲密,被互相孤立的可能性就会越大。

因此,亲密关系的运作是由一对夫妇为了增进亲密感而调整共同的活动和社交网络的愿望和能力决定的。适应良好可能涉及降低疾病对生活的影响,关注当下而不让外表损伤在亲密关系中占据支配地位。积极再适应也可能包括重塑社交网络,包括寻找和增加社交网络资源,如加入支持性团体(Lyons & Meade,1995b)。根据 Locker(1983)的观点,这种变化反映了疾病的"合理性",即让他人接受皮肤疾病可能会限制亲密关系的事实和本质。

身体意象与性亲密

亲密关系中另一个重要的方面是性关系。身体意象和性功能之间的关系很好地说明了人际关系对皮肤疾病的影响(Weiderman,2002)。常识认为好的性爱关系是自信的,对自己和自己的身体感觉良好。但是,许多皮肤病患者因为皮肤的情况,羞于和伴侣身体亲密,性生活往往充满困难。

回避型依恋风格:"我是个 23 岁的男性,我的胸部、背部、臀部、胳膊和腿上都有银屑病。幸运的是,银屑病不在我的手上,脸上,头发或是私密处。别人不知道我有银屑病,因为我遮住了所有的皮疹。我和一个女孩约会了6个月,我们对彼此越来越认真,但是我至今没有告诉她我有银屑病,我不知该如何开口。然后,我读了这个论坛上的帖子,得到了一些勇气。我想她一直在等我们有性方面的进展。终于,我提出和她发生性关系,同时对她说'但是有些事情需要告诉你'。她对银屑病一无所知,听到我患银屑病立刻熄灭了她的激情……我只给她看了一只胳膊上的皮疹,这就是我俩的结束。现在我很难过,她的思想太保守了,我不知道该不该甩了她,还是干脆放弃。"

　　负面的身体意象会损害自我作为性存在的感知,从而破坏交往中的亲密关系。Gupta和Gupta(1997)对120名银屑病患者的研究发现,与健康人群相比,有40%的银屑病患者性生活能力下降,抑郁评分增高。皮肤的不美观或是疼痛的皮损常常让患者在性生活时感到尴尬,这也证实了过去的研究,如果生殖器区域受到皮肤疾病的影响,患者的性功能就会受到干扰(Buckwalter,1982;Medansky,1986)。已有研究显示,负面的身体意象会引发患者性生活的问题,因为焦虑和低自尊会降低患者的性冲动,也会使患者不乐于接受性活动(Weiderman,2002)。此外,当患者对伴侣解释皮肤疾病致使的性生活困难时,患者的羞耻感和沮丧情绪往往会加剧(Tantleff-Dunn & Gokee,2002)。

　　在2003年,美国一家市场调查公司调查了502名银屑病患者对亲密关系的态度,38%的受访者报告存在有性和亲密关系上的困难。很明显,这种现象在年轻的单身成年人中更为普遍,与30%的已婚者相比,53%的单身年轻人在性生活方面遇到更多的困难。此外,有49%的18~24岁,以及36%的25~35岁的成年银屑病患者,在亲密场合感到焦虑。皮肤病羞耻感也很普遍,52%的银屑病患者在与伴侣亲密时关灯,48%的患者担心伴侣因为银屑病而感到尴尬。在关系维持上,26%的个体说银屑病干扰了他们与伴侣建立亲密情感的能力。有趣的是,对白癜风患者及其亲密关系观念的研究表明,大多数白癜风患者在与普通人的非性的关系中比在亲密关系中感到更加尴尬(Porter et al., 1990)。这些研究和本章开始的摘录(来自银屑病患者的夫妻)均表明,亲密关系可以对患者的心理起到保护作用,良好的沟通对确保信任至关重要。

聚焦关系的应对方式

通过探索皮肤疾病对亲密关系的影响,发现成功的应对不仅取决于问题解决的能力或情绪调控的能力,还取决于亲密关系的调控能力。旨在维持一段关系或满足伴侣情感需求的努力被称为聚焦关系的应对方式(Lyons et al., 1995a)。例如,共情是成人依恋的一个核心维度(Story & Bradbury, 2004)。在一方患有皮肤病的伴侣中,聚焦关系的应对可能需要重新评估和改变影响亲密关系的多种因素的重要次序,比如不再强调外表因素(Lyons et al., 1995a)。应对的努力无疑会因伴侣而异,但应对可能包括给予支持和接受支持、合理化和共同应对,以帮助双方渡过难关。

皮肤病的恶化和缓解可能会给个体和亲密关系带来压力。当皮损面积增大时,即使仅仅是患者自己可见的增大,感觉到不完美会将正常的伴侣活动(例如,性关系或在彼此的生活空间内脱衣服)变成压力的来源(Ginsburg, 1996)。依恋风格也会受急性或慢性应激的触发,因此在这种情况下,依恋行为的差异可能更加明显(Simpson et al., 1992)。如果疾病播散或恶化,有安全感的个体能够从伴侣那里寻求他们需要的支持或保障。"积极参与"型的伴侣双方会通过讨论感情或解决人际问题来共同应对困难(Coyne & Smith, 1991)。与此相反,回避型的成人更容易隔离或社会退缩。Simpson 等(1992)认为,在现实生活中,回避型的个体从身体上和情感上希望与伴侣亲近,但又害怕这种亲密关系。从理论上说,当个体的痛苦水平较低时(也许是处于疾病缓解期),回避型个体可以释放情绪,更加放松地生活,从而获得更大的亲密感,增加关系满意度。然而,随着焦虑程度的加深,他们变得恐惧,无法忍受亲密。这也许说明了回避型个体为什么不愿向他们的伴侣寻求精神和情感的支持,甚至也不愿意在被伴侣需要的时候提供支持。因此,在亲密关系中,寻求支持和给予支持的行为也可能受到皮肤疾病引起的焦虑程度的影响。

应对的各个方面也可以与亲密关系网中的其他重要关系共享。共同应对指的是亲密的朋友或家庭成员将皮肤疾病视作"我们的问题",从而与患者一起应对疾病。因此,当患者感到压力较大时,朋友和家人都会伸出援助之手。从患者的角度来看,共同应对疾病涉及对他人幸福的更大关注,这可能涉及皮肤问题在社交场合对家庭或朋友的影响。这种焦点的变化,往往会导致较少的自我卷入(Lyons et al.,1995a),可以促进人际沟通,并增强相互解决问题的能力。这也是合理性的一种形式,因为它涉及让其他人接受皮肤病对患者夫妇的约束这一现实和本质(Locker,1983)。然而,关系中的合理性是一个复杂的问题。在一些伴侣中,旨在增加亲密关系的自我表露,可能无法保证合理性,特别是如果患病的伴侣认为患者所表达的与皮肤问题严重程度正相关的苦恼,并没有在伴侣感情中占据首要地位时,自我表露的合理性更加值得商榷。在另一些伴侣中,当处于高度紧张时,伴侣"共情式"的社会退缩,让患病一方面对痛苦的情绪,而非通过对话应对痛苦,此时合理性会得到加强。不可否认合理性会受到伴侣依恋方式的影响。但对一些患者而言,最有力的合理性来自外部关系,例如在为皮肤病患者设立的网站中的匿名论坛讨论身体、心理和亲密关系等问题。Bradbury(1996)指出,支持性团体在没有强调皮肤病患者与他人存在差异时,在合理化心理危机方面是非常有帮助的。

结论

本章探讨了皮肤疾病对亲密关系的影响,以及依恋风格对心理适应过程的影响。很明显,外表的改变、沟通的困难、社交网络的变化,以及性亲密程度的降低是导致正常亲密关系受损的急性和慢性压力的诱因。尽管有上述困难,适应过程也让伴侣有机会发现他们关系中尚未开发的潜力,加深他们彼此间的承诺和亲密关系(Story & Bradbury, 2004)。在皮肤疾病中运用依恋理论观点的优势在于解释规范的关系过程时,考虑了成年人在浪漫关系中经历的变化,并着重强调伴侣如何在应对各种皮肤疾病的要求和后果过程中变得痛苦的原因。

依恋视角也包含了社会和人格心理学的原则,这对心身性皮肤疾病的影响越来越大。首先,通过承认一组机制(工作模型)有助于个体的稳定性;其次,通过强调社会和环境因素可以强有力地影响依恋行为(Feeney & Noller, 1996)。聚焦关系的应对(De Longis & O'Brien, 1990)扩展了对皮肤病二元性影响的理解,强调成功的心理适应不单单依赖于解决问题或调节情绪的能力,也依赖对亲密关系的调节能力。有趣的是,由于70%的个体依恋风格是相对稳定的(Baldwin & Fehr, 1995;Fuller & Fincham, 1995)。我们可以推测出,另外30%的个体可能由于恋爱关系而改变自己的依恋风格。推而广之,那些皮肤病患者可能会被疾病折磨得心力交瘁,也可能因为他/她们的伴侣而成功地应对皮肤疾病。目前,研究者呼吁应对慢性疾病时应更多地关注关系因素。然而,一个强调压力、对策和聚焦关系结果的综合应对模型还在研究探索之中(Feeney & Noller, 1996)。Lawrence 等(1998)认为通过伴侣治疗可以改变依恋风格。例如,承受压力时倾向负面交流升级的伴侣可能会从冲突改善策略中受益。一方存在抑郁倾向的伴侣,可以通过学习如何提供更多的情感支持而受益。因此,进一步的研究可以围绕聚焦关系的应对方式,探讨什么样的程序能保护伴侣免受皮肤病带来的压力,并研究二元应对和个体调整在关系过程中的相互影响。保持这一调查重点至关重要,因为忽视了"现实世界"中个人感受(Goleman,1995)和"现实"中最亲密的关系的医疗保健,对于皮肤病的"综合"治疗上远远不够。

(常晓 译,朱雅雯 校)

参考文献

Ainsworth, M.D.S., Blehar, M.C., Waters, E. & Wall, S. (1978). *Patterns of Attachment: A Study of the Strange Situation*. Hillsdale, NJ: Lawrence Erlbaum.

Altschuler, J. (1997). Gender and illness: implications for family therapy. *Journal of Family Therapy*, **15**, 381–401.

Baldwin, M.W. & Fehr, B. (1995). On the instability of attachment style ratings. *Personal Relationships*, **2**, 247–261.

Bolger, N., Foster, M., Vinokur, A.D., & Ng, R. (1996). Close relationships and adjustment to a life crisis: the case of breast cancer. *Journal of Personality and Social Psychology*, **70**, 283–294.

Bowlby, J. (1969–1980). Attachment and loss. London: Hogarth Press, pp. 129.

Blackney, P., Herndon, D., Desai, M., Beard, S., & Wales-Seale, P. (1988). Long-term psychological adjustment of children after severe burn injury. *Journal of Burn Care and Rehabilitation*, **11**, 472–475.

Bradbury, E. (1996). *Counselling People with Disfigurement*. Leicester: BPS Books.

Buckwalter, K. (1982). The influence of skin disorders on sexual expression. *Sex Disability*, **5**, 98–106.

Burman, B., & Mangolin, G. (1992). Analysis of the association between marital relationship and health problems: an interactional perspective. *Psychological Bulletin*, **112**, 39–63.

Campbell, D.B. (2003). The relationships among negative self-schemas, partner attachment styles, and relationship adjustment. *Dissertation Abstracts International: Section B: The Science and Engineering*, **64(2B)**, 1001.

Collins, N.L., & Read, S.J. (1990). Adult attachment, working models, and relationship quality in dating couples. *Journal of Personality and Social Psychology*, **58**, 644–663.

Collins, N.L., & Read, S.J. (1994). Cognitive representations of attachment: the structure and function of working models. In: K. Bartholomew, & D. Perlman (Eds), *Advances in personal relationships*. London: Jessica Kingsley, pp. 53–90.

Coyne, J.C., & Smith, D.A.F. (1991). Couples coping with myocardial infarction: I. a contextual perspective on wives' distress. *Journal of Personality and Social Psychology*, **6**, 404–412.

Coyne, J.C., Ellard, J.H., & Smith, D.A. (1990). Social support, interdependence, and the dilemmas of helping. In: B.R. Sarason, I.G. Sarason, & G.R. Pierce (Eds), *Social Support: An Interactional View.* New York: John Wiley, pp. 129–149.

Crowell, J., Fraley, R.C., & Shaver, P.R. (1999). Measures of individual differences in adolescent and adult attachment. In: J. Cassidy, & P.R. Shaver (Eds), *Handbook of Attachment: Theory, Research, and Clinical Applications.* New York: Guilford Press, pp. 434–465.

Cutrona, C.E. (1996). Social support as a determinant of marital quality: The interplay of negative and supportive behaviors. In: G.R. Pierce, B.R. Sarason, & I.G. Sarason (Eds), *Handbook of Social Support and the Family.* New York: Plenum, pp. 173–194.

Danoff-Burg, S., & Revenson, T.A. (2000). In: K.B. Schmaling, & T.G Sher (Eds), *The Psychology of Couples and Illness.* Washington: American Psychological Association, pp. 105–133.

De Longis, A., & O'Brien, T. (1990). An interpersonal framework for stress and coping: an application to the families of alzheimers patients. In: M.A.P. Stephens, S.E. Hobfoll, D.L. Tennebaum, & J.H. Crowther (Eds), *Stress and Coping in Later Life Families.* Washington: Hemisphere, pp. 221–239.

Feeney, J.A., & Noller, P. (1990). Attachment style as a predictor of adult romantic relationships. *Journal of Personality and Social Psychology*, **58**, 281–291.

Feeney, J.A., & Noller, P. (1996). *Adult Attachment.* London: Sage.

Finlay, A.Y., & Coles, E.C. (1995). The effect of severe psoriasis on the quality of life of 369 patients. *British Journal of Dermatology*, **132**, 236–244.

Fuller, T.L., & Fincham, F.D. (1995). Attachment style in married couples: relation to current marital functioning, stability over time, and method of assessment. *Personal Relationships*, **2**, 17–34.

Ginsburg, I.H. (1996). The psychosocial impact of skin disease: an overview. *Psychodermatology*, **14(3)**, 473–484.

Glick, I.O., Weiss, R.S., & Parkes, C.M. (1974). *The First Years of Bereavement.* New York: John Wiley.

Goleman, D. (1995). *Emotional Intelligence.* London: Bloomsbury.

Gottlieb, B.H., & Wagner, F. (1991). Stress and support processes in close relationships. In: J. Eckenrode (Ed.), *The Social Context of Coping.* New York: Plenum, pp. 165–188.

Gupta, M.A., & Gupta, A.K. (1997). Psoriasis and sex: a study of moderately to severely affected patients. *International Journal of Dermatology*, **36**, 359–362.

Gupta, M., Schork, N., & Gupta, A. (1993). Suicidal ideation in psoriasis. *International Journal of Dermatology*, **32**, 188–190.

Hazan, C., & Shaver, P.R. (1987). Romantic love conceptualised as an attachment process. *Journal of Personality and Social Psychology*, **52**, 511–524.

Heller, K., & Rook, K.S. (1997). Distinguishing the theoretive functions of social ties. In: S. Duck (Ed.), *Handbook of Personal Relationships*, 2nd edn. Chichester, England: Wiley, pp. 648–670.

Hughes, J., Barraclough, B., Hamblin, L., & White, J. (1983). Psychiatric symptoms in dermatology patients. *British Journal of Psychiatry*, **143**, 51–54.

Hunter, J.A.A., Savin, J.A., & Dahl, M.V. (1989). *Clinical Dermatology.* London: Blackwell Scientific Publishing.

James, P. (1989). Dermatology. In: A.K. Broome (Ed.), *Health Psychology.* London: Chapman and

Hall, pp. 183–207.

Jobling, R.G. (1976). Psoriasis: a preliminary questionnaire study of sufferer's subjective experience. *Clinical Experimental Dermatology*, 1, 233–236.

Jowett, S., & Ryan, T. (1985). Skin disease and handicap: An analysis of the impact of skin conditions. *Social Science and Medicine*, 20(4), 425–429.

Kapp-Simon, K., & McGuire, D. (1997). Observed social interaction patterns in adolescents with and without craniofacial conditions. *Cleft Palate-Craniofacial Journal*, 34, 380–384.

Kellet, S. (2002). Shame-focused acne: a biopsychosocial conceptualisation and treatment rationale. In: P. Gilbert, & J. Miles (Eds), *Body Shame: Conceptualisation, Research and Treatment*. East Sussex: Brunner-Routledge, pp. 135–154.

Kent, G. (2000). Understanding the experiences of people with disfigurements: an integration of four models of social and psychological functioning. *Psychology, Health and Medicine*, 5(2), 117–129.

Kent, G., & Thompson, A. (2002). The development and maintenance of shame in disfigurement: implications for treatment. In: P. Gilbert, & J. Miles (Eds), *Body Shame*. Hove: Brunner-Routledge, pp. 103–116.

Koblenzer, C.S. (1987). *Psychocutaneous Disease*. Orlando: Grune & Stratton.

Koo, J. (1996). Population based epidemiologic study of psoriasis with emphasis on quality of life assessment. *Psychodermatology*, 14(3), 485–496.

Landsdown, R.L., Rumsey, N., Bradbury, E., Carr, T., & Partridge, J. (1997). *Visibly Different: Coping with Disfigurement*. Oxford: Butterworth-Heinemann.

Lannigan, S., & Coterill, J. (1989). Psychological disabilities amongst patients with port wine stains. *British Journal of Dermatology*, 121, 209–215.

Lawrence, E., Eldridge, K.A., & Christensen, A. (1998). The enhancement of traditional behavioural couples therapy: consideration of individual factors and dyadic development. *Clinical Psychology Review*, 18(6), 745–764.

Leary, M., & Kowalski, R. (1995). *Social Anxiety*. London: Guildford Press.

Locker, D. (1983). *Disability and Disadvantage: The Consequences of Chronic Illness*. London: Tavistock.

Love, B., Byrne, C., Roberts, J., Browne, G., & Brown, B. (1987). Adult psychosocial adjustment following childhood injury: the effect of disfigurement. *Journal of Burn Care and Rehabilitation*, 8, 280–285.

Lyons, R.F., & Meade, D. (1995b). Painting a new face on relationships: relationship remodelling in response to chronic illness. In: S. Duck, & J.T. Wood (Eds), *Confronting Relationship Challenges*. London: Sage, pp. 181–210.

Lyons, R., & Sullivan, M. (1998). Curbing loss in illness and disability: a relationship perspective. In: J.H. Harvey (Ed.), *Perspectives on Personal and Interpersonal Loss: A Sourcebook*. Bristol: Taylor & Francis, pp. 137–152.

Lyons, R.F., Sullivan, M.J.L., Ritvo, P.G., & Coyne, J.C. (1995a). *Relationships in Chronic Illness and Disability*. Thousand Oaks, California: Sage.

Main, M., Kaplan, N., & Cassidy, J. (1985). Security in infancy, childhood and adulthood: a move to the level of representation. *Monographs of the Society for Research in Child Development*, 50(1–2), 66–104.

Medansky, R. (1986). Psoriasis and sexuality. *Medical Aspects of Human Sexuality*, **20**, 144–149.

Meli, C., & Giorgini, S. (1984). Aesthetics in psychosomatic dermatology: 1. Cosmetics, self image and attractiveness. *Clinics in Dermatology*, **2(4)**, 180–187.

Meyerowitz, B.E., Levin, K., & Harvey, J.H. (1997). On the nature of cancer patient's social interactions. *Journal of Personal and Interpersonal Loss*, **2**, 49–69.

Mikulincer, M., & Nachshon, O. (1991). Attachment styles and patterns of self-disclosure. *Journal of Personality and Social Psychology*, **61**, 321–331.

Miles, J. (2002). Psoriasis: the role of shame on quality of life. In: P. Gilbert, & J. Miles (Eds), *Body Shame: Conceptualisation, Research and Treatment*. Hove: Brunner- Routledge, pp. 119–134.

Monsour, M. (1992). Meanings of intimacy in cross and same-sex friendships. *Journal of Social and Personal Relationships*, **9**, 277–295.

Morgan, M., Patrick, D.L., & Charlton, J.R. (1984). Social networks and psychosocial support among disabled people. *Social Science and Medicine*, **19**, 489–497.

Papadopoulos, L., & Walker, C. (2003). *Understanding Skin Problems*. London: John Wiley & Sons.

Pistrang, N., Barker, C., & Rutter, C. (1997). Social support as conversation: analysing breast cancer patient's interactions with their partners. *Social Science and Medicine*, **45(5)**, 773–782.

Porter, J.R., Beuf, A.H., Lerner, A., & Nordlund, J. (1990). The effect of vitiligo on sexual relationships. *Journal of the American Academy of Dermatology*, **22**, 221–222.

Richards, H.L., Fortune, D.G., Chong, S.L.P., Manson, D.L., Sweeney, S.K.T., Main, C.J., & Griffiths, C.E.M. (2004). Divergent beliefs about psoriasis are associated with increased psychological distress. *Journal of Investigative Dermatology*, **123(1)**, 49–56.

Rodin, M.J. (1982). Non-engagement, failure to engage, and disengagement. In: S. Duck (Ed.), *Personal Relationships*. London: Academic Press, pp. 31–49.

Rolland, J.S. (1994). Families, *Illness and Disability: An Integrative Treatment Model*. New York: Basic Books.

Rumsey, N., & Harcourt, D. (2004). Body image and disfigurement. *Body Image*, **1**, 83–97.

Schmaling, K.B., & Sher, T.G. (1997). Physical health and relationships. In: W.K. Halford, & H.J. Markman (Eds), *Clinical Handbook of Marriage and Couples*. New York: Wiley, pp. 323–345.

Schmaling, K.B., & Sher, T.G. (2000). *The Psychology of Couples and Illness*. Washington: American Psychological Association.

Shaver, P.R., & Hazan, C. (1988). A biased overview of the study of love. *Journal of Personality and Social Psychology*, **5**, 473–501.

Simpson, J.A. (1990). Influence of attachment styles on romantic relationships. *Journal of Personality and Social Psychology*, **59**, 971–980.

Simpson, J.A., Rholes, W.S., & Nelligan, J.S. (1992). Support seeking and support giving within couples in an anxiety-provoking situation: The role of attachment styles. *Journal of Personality and Social Psychology*, **62**, 434–446.

Simpson, J.A., Rholes, W.S., & Alonso, D. (1996). The impact of conflict on close relationships: An attachment perspective. *Journal of Personality and Social Psychology*, **71**, 899–914.

Skerrett, K. (1998). Couples adjustment to the experience of breast cancer. *Family, Systems and Health*, **16(3)**, 281–298.

Story, L.B., & Bradbury, T.N. (2004). Understanding marriage and stress: Essential questions and challenges. *Clinical Psychology Review*, **23**, 1139–1162.

Tantleff-Dunn, S., & Gokee, J.L. (2002). Interpersonal influences on body image development. In: T.F. Cash, & T. Pruzinsky (Eds), *Body Image: A Handbook of Theory, Research and Clinical Practice*. London: Guildford Press, pp. 108–124.

Vaux, A. (1988). *Social Support: Theory, Research, and Intervention*. New York: Praeger.

Weiderman, M.W. (2002). *Body image* and sexual functioning. In: T.F. Cash, & T. Pruzinsky (Eds), *Body Image: A Handbook of Theory, Research and Clinical Practice*. London: Guildford Press, pp. 108–124.

Whiffen, V.E., & Gotlib, I.H. (1989). Stress and coping in maritally distressed and non-distressed couples. *Journal of Social and Personal Relationships*, **6**, 327–344.

皮肤疾病对儿童及其家庭的影响

Penny Titman

儿童及青少年罹患皮肤疾病非常普遍,高达20%的幼儿会发生湿疹,大多数年轻人会在青春期出现痤疮(McHenry et al.,1995;Smithard et al.,2001)。然而,令人惊讶的是有关皮肤疾病对儿童心理健康影响的研究却非常有限,大多数的研究集中在致命疾病(如癌症)对心理健康的影响。尽管缺乏研究,但人们已普遍意识到皮肤疾病对儿童心理健康及生活质量有着深远的影响,并逐渐认识到皮肤疾病对儿童及其家庭的心理健康同样有着重要的影响(Howlett,1999)。

首先,本章将概述皮肤疾病和儿童心理因素之间的一些关键问题,包括对儿童发育的重要影响,以及可能出现的相关交流障碍,比如他们对自己的外表作何感受等敏感问题;其次,本章将介绍躯体疾病对儿童及其家庭心理影响的理论模型,以及这些理论模型如何帮助我们理解皮肤疾病的影响;再次,本章将对现有研究进行回顾,以发现皮肤疾病对母子关系以及儿童自尊心的影响;最后,本章将对如何改善儿童及其家庭心理问题的干预策略及方法进行评述。

为了解皮肤疾病对儿童的影响,需考虑儿童的发育阶段及其生活环境。皮肤问题的影响因孩子的年龄及独立程度不同而存在较大差异。幼儿完全依赖于父母的照顾,因此幼儿对皮肤问题的反应主要受其父母反应的影响。然而,随着孩子的成长,他们受同伴的影响会更大,并且会减少对父母的依赖。因此,同样是严重的湿疹,对 2 岁患儿和 14 岁青少年患者的意义是明显不同的。对于 2 岁的儿童来说,他们与父母的关系以及父母对疾病的处理方式非常关键;而对于青少年来说,他们的自尊心、在同龄人中的归属感和自我照顾能力则更为重要。

对于大多数家庭而言,母亲是孩子最主要的照顾者,尤其在患病儿童的家庭中(Sloper, 2000)。因此有研究将重点放在儿童与其母亲的关系上,故在本章中将母亲称为最主要照顾者。当然,若在家庭中父亲扮演着主要照顾者的角色,那么在父亲身上也会有与母亲相同的发现。

在诊疗过程中,与儿童沟通其皮肤问题会受到不同发育阶段的影响。非常年幼的儿童几乎不能用语言表达自己的问题,而需要家长的描述或采用画图或图片进行沟通。然而,随着年龄的增长,儿童会变得更加独立,他们往往更倾向于自我表达而非依赖于父母。特别是当青少年患者与父母一同就诊时,他们通常表达较少,而独立就诊时则会更多地描述自己的不适。这使得接诊儿童患者时,需要更灵活地掌握与儿童或其家长的沟通方式,从而更高效地接诊患者。尽管如此,儿童天生敏感的特点也可能会使其面对陌生人时难以自愿描述自己的病情,造成接诊困难。

皮肤疾病对儿童及其家庭心理健康的影响

大量研究表明,童年时期任何躯体疾病都会增加儿童出现心理问题的风险(Lavigne & Faier-Routman, 1992;Wallander & Varni, 1998)。其他一些关于皮肤疾病对儿童心理影响的研究也证实了这一观点,例如,Absolon 等(1997)发现湿疹患儿比健康儿童存在更多的行为问题;痤疮患儿出现心理问题的比例比同龄儿童偏高。在 12~20 岁的痤疮患者中,有多达一半的患者存在心理或社交问题（Smithard et al.,2001）。

　　本领域的早期研究主要集中在评定患儿心理问题的等级，或是患儿及父母是否存在心理问题。然而，是否存在心理困扰或障碍只是一个重要的结果评定指标，是定义心理适应的狭义方式。因此，现在有了更多的结果评定指标，如生活质量、社会及教育因素等。

　　现已有几种有关皮肤问题生活质量的评定量表，这些评定量表中有儿童版。儿童版量表可以帮助我们从儿童的角度，了解皮肤问题对其生活的影响程度。例如，儿童皮肤病生活质量量表（Children's Dermatology Life Quality Index；Lewis-Jones & Finlay,1995）是一个用来评定儿童所有皮肤问题的通用量表，既有卡通版又有手写版（Holme et al.,2003）。该量表由 10 个问题组成，包括各类由皮肤问题引发的生活困扰，如参加娱乐活动或上学。此量表从患儿的角度比较了不同皮肤问题对患儿的影响，非常具有实用价值。比如，特应性皮炎对患儿的生活质量有着持续且严重的影响（Chuh,2003）。在已有研究中，患有非常罕见的营养不良型大疱性表皮松解症的儿童在该量表上的评分最高（Horn & Tidman,2002）。使用其他量表评定疾病对生活质量影响的量表得分已作为评估患者治疗效果的一部分（Fehnel et al.,2002）。

　　由于从儿童自身的角度来评定皮肤问题对其生活的影响，因此，这些生活质量评定量表具有很高的实用价值。评定量表也可以用于比较不同情况下或相同情况下不同类型疾病产生的影响，并可从孩子的角度评估治疗效果。

儿童期皮肤疾病心理影响的理论模型

　　大多数长期遭受慢性疾病困扰的儿童及家庭使用 Lazarus

及 Folkman(1984)改编的压力及应对模型来解释慢性疾病对他们产生的影响。例如,Wallander 和 Varni(1998)的模型将疾病相关变量(如严重程度或可见程度)、功能独立性及社会心理压力看作风险因素,而自身因素(如应对方式)、社会生态因素及压力处理被视为阻力因素。

然而,迄今为止大多数研究都是横断面及描述性的研究。遗憾的是,这些研究设计可能无法捕捉到研究过程中可能涉及的复杂性,尤其是在试图理解个体与因果过程之间的关系时。例如,母亲和孩子之间的关系是非常复杂的,尤其是涉及母亲及孩子的心理和身体状况时,但有时这些因素会被过分简化。在横断面的研究中无法探讨变量间的因果关系,这意味着在解释许多研究结果时需谨慎。Howlett(1999)的生物心理学模型,将影响儿童及其照顾者的生物学、社会学及心理学因素都考虑在内,这种因果模式是理解这些因素间相互关系的最有用的方法。

然而,对风险因素的确切本质尚未充分理解,例如,面对众多风险因素,儿童对哪些风险因素适应得比较好,哪些风险因素是导致儿童出现心理障碍的预测因素等,目前均不清楚。虽然在直觉上,皮肤问题的严重程度是一个很好的预测指标,但有的研究结果并非如此。"严重"的概念相当复杂——某些情况被认为"严重"是因为它们危及生命(如癌症);而另一些情况可能不会威胁生命,但对生活质量有很大影响,也被定义为"严重"。从这种意义上来说,皮肤问题很少严重威胁儿童的生命,但往往对儿童和家庭的生活质量产生很大的影响。因此,在对日常生活影响方面,皮肤问题可被定义为"严重"。显然,临床医师"客观"评估的病情严重程度与心理适应之间并没有简单的关系。

儿童皮肤问题的可见性也会影响儿童对其状态的适应。许多皮肤问题会明显地显现在众人面前,而患儿的家庭每天不得不应对旁人对孩子皮肤问题的反应。Papadopoulos 等(2000)比较了长在不同部位的痤疮对于年轻患者心理的影响,结果发现,相对于出现在身体上的痤疮,出现于面部的痤疮患者的自尊心更低,躯体形象也更易受到影响。

皮肤疾病对母子关系的影响

对于一个依靠母亲照顾的婴幼儿来说,其身体和心理状态会受母亲与孩子之间关系的影响。例如,如果孩子由于身体不适而感到痛苦或烦躁,可能会更加希望得到母亲的照顾,这种需求可能会使母亲倍感压力,从而减少对孩子的积极回应。母亲和孩子各自的身心状态存在复杂的相互关系,这在研究中很难识别,但却具有重要意义。

有几种情况可能会使母子关系受孩子皮肤问题的影响。对于出生时出现但并非预期的情况(如胎记或大疱性表皮松解症),孩子的皮肤问题会让家人非常痛苦。母亲的即刻反应可能会很震惊,可能需要一些时间和支持来适应这一点。母亲对孩子皮肤问题的反应存在很大差异,这取决于与婴儿外表有关的因素、母亲自己的观念和对外表的态度(Walters,1997)。虽然对于一些母亲来说,皮肤问题可能会使她难以与孩子建立母子联结,但对于那些亲子关系良好的母亲而言,可能会增强保护这个更"脆弱"孩子的母性。从长远看,孩子需要发展自己的能力去应对皮肤问题带来的困扰,而母亲则需要在照顾孩子与发展孩子能力之间找到适当的平衡。

此外,母亲与孩子之间的身体接触对于母子关系的发展非常重要。如果婴儿或孩子的皮肤问题令其疼痛不适,则可能会影响母子之间身体接触的质量(Koblenzer,1990)。某些情况下,治疗需要大量的皮肤接触,例如使用润肤霜或其他外用药物,或者如果孩子需要大量身体接触来抚慰并减轻他们的不适,都将额外增加母子间的身体接触。但如果孩子感觉不舒服或治疗过程令其不快,这种接触的质量仍然受到影响。Bick(1986)描述了一个患有湿疹的儿童的心理分析治疗,强调了母亲"调控"孩子不适能力的重要性,且这与母亲在管理婴幼儿行为方面有同等作用。

评估母亲与患皮肤病儿童之间关系的实证研究较为少见,Solomon和Gagnon(1987)进行了一项观察性研究,比较了母亲和健康儿童以及母亲和患有湿疹的儿童之间的关系。他们发现湿疹患儿的母亲触摸、抚摸和抚慰他们的孩子与健康孩子的母亲一样多;与研究者预期相反的是,湿疹婴儿并没有比对照组婴儿更痛苦或难以安慰。然而,他们确实发现母亲和患有湿疹的婴儿有较少的积极互动,这点在未来值得更深入的研究。

Gil等(1988)也进行了一项观察性研究,显示了搔抓和父母对搔抓反应间的重要关系。这项研究发现,在父母要求孩子不要搔抓时,孩子的搔抓次数反而增加,但当孩子积极参与某些任务或父母参与了孩子其他适宜行为时,孩子的搔抓行为却减少了。

过去人们常常认为,难以接受患有皮肤疾病的儿童,可能会破坏孩子和父母的依恋关系。依恋是一个正常的过程,通过这个过程,幼儿与他们的照顾者建立了亲密的关系,依恋也是后续关系发展的基础(Bowlby,1980)。这种初始关系为孩子提供了一个安全的港湾,使孩子能够安全和自信地探索世界,从而提高独立性。当孩子感到不安或受到威胁时,这种重要的关系可作为孩子回归并得到安慰的庇护所。为了让孩子与主要照顾者建立牢固的依恋关系,母亲需要敏锐地发现孩子的需求并对他们作出回应。

很少有实证研究关注孩子由于皮肤病对母亲依恋的影响。Daud等(1993)采用一种比较少见的情境测试验证了这样一个假说,即相对于正常儿童,湿疹患儿因缺乏安全感而更加依赖自己的母亲(Ainsworth et al.,1978)。与预期相反,他们发现在湿疹患儿与健康儿童之间,对其母亲依恋的安全感没有差异。然而,已有研究表明,这些母亲在抚养子女的过程中与子女的关系存在问题,母亲难以有效地管教孩子,并且在父母报告中发现与健康儿童相比,湿疹患儿行为问题的发生率更高。

综合各项数据表明,皮肤问题并不总会导致母子关系异常,但对于一些母亲和孩子来说,母子间的关系紧张可能还会持续发展。这些母亲需要共情式地理解她们与孩子之间的问题,重要的是任何问题都不会被视为母亲的"过错",她们也不会因为这些问题而受到责备。母亲常常被视为"拒绝"她的孩子或因无法与孩子建立亲密的关系而被认为不称职,其实她可能需要帮助和理解,克服自己对孩子外表的害怕和焦虑。提升母亲对照顾孩子及应对孩子治疗的信心十分关键,因为这样可以自信地应对其他人的反应,鼓励直接的身体接触(例如,使用简单的按摩技术)会有所帮助(Schachner et al.,1998)。母亲们常常发现,与相同处境的人交谈非常有益,尤其是当患儿的皮肤疾病非常罕见,并不被大多数人理解时(Clarke,1999)。

此外,医生给出的任何治疗计划都需要与母亲交代清楚,并就她们担心的问题与之进行充分的讨论。在促进母亲对孩子病情的理解以及对治疗的实施方面,护士主导的诊所已被证明是非常有效的(Cork et al.,2003),这反过来又可以改善病情管理并降低疾病的严重程度。有研究表明,家长对有皮肤问题的儿童提供的常规医疗满意度很低,这导致治疗的依从性降低,并且家长会使用其他昂贵的替代或补充治疗(Ernst,2000)。日常的皮肤护理程序复杂且耗时,而且如果想让患者有效地使用皮肤护理程序,必须确保在规定的治疗时间内给予充分的指导。

充分的证据表明,照顾患有湿疹等皮肤疾病的孩子会对母亲提出更多的要求,并且孩子的常见问题(例如睡眠、饮食和行为问题)可能比护理湿疹更加困难(Elliott & Luker,1997;Pauli-

Pott et al., 1999）。日常身体护理的额外需求可能会导致父母压力升高,并对家庭生活质量产生显著的影响(Lawson et al., 1998;Warschburger et al., 2004)。患有湿疹的幼儿父母表示,由于湿疹,他们发现育儿的难度更大,可能需要额外的帮助来应对孩子的睡眠困难或其他常见的行为问题(Titman, 2003)。

对孩子来说,重要的是母亲能够克服过度焦虑并自信地管理孩子的皮肤问题。对母亲来说,不管外表如何而始终疼爱并完全接纳自己的孩子同样重要。如果孩子的母亲有能力帮助孩子解决皮肤问题,她更有可能帮助孩子对自己的皮肤问题养成积极的态度,并培养起良好的自尊心。她也将处于最有利的位置,以建设性的方式处理孩子的任何焦虑或困难。

皮肤问题对自尊的影响

对于有皮肤问题的孩子来说,成长过程艰难而且自尊心会受到影响。但是,病情的严重程度并非影响自尊的唯一因素,其更依赖于心理因素和孩子对自身状况的看法。皮肤受损较重的孩子也可以有强大的自尊,反之亦然。对于一个皮肤瑕疵较多的年轻人来说,这会对自尊心产生相当大的影响。

大量的研究在探讨自尊与痤疮的关系,已有研究清楚地表明,对于那些无痤疮影响的青少年,患有痤疮的青少年表现出较低的自尊心(Papadopoulos et al., 2000;Smith, 2001)。令人遗憾的是,治疗痤疮较为有效的一种药物可能会致使年轻人抑郁和自杀,尽管目前该药与产生这种影响的因果作用尚不明晰。鉴于青少年,尤其是患有痤疮的青少年,出现抑郁和自杀意念的概率较高,在使用异维 A 酸治疗痤疮时,需仔细监控患者的情绪波动情况,并在必要时加以调节(Hull & D'Arcy, 2003)。

通常幼儿对自身的外表不太在意,但在其成长过程中,会逐渐形成自我意识,到青少年时期,大多数都会具有强烈的自我意识。随着儿童年龄的增长,他们不得不离开家庭的舒适圈,适应过渡到幼儿园或托儿所、小学、中学的转变。对于有皮肤问题的儿童来说,这些转变过程非常困难,因为他们必须应对他人对其皮肤问题的反应,其中可能包括很多好奇和直接而鲁莽的评论。如果在成长过程中有皮肤问题,大多数年轻人或成年人都会回忆起那些因其皮肤状况被嘲弄、被排挤的痛苦的经历(Richardson,1997)。

与成年人不同,少年儿童通常会毫不掩饰地盯着那些看起来不同的儿童,有时甚至会说出伤人的话语,或者以一种不受约束的方式进行询问。此外,他们时常会流露出厌恶或恐惧的情绪,尽管这些举动会让当事人感到不快,但天真的孩子们却不会试图掩饰自己的反应与行为。目前已证明,幼儿对那些外表具有吸引力的同伴有明显的偏好。因此,外表有明显不同的儿童,常常体会被同伴拒绝、排挤的感觉(Sigelman et al.,1986)。对于有皮肤问题的儿童而言,处理好这些外界反应十分困难,这些经历会导致他们自我意识增强。显然这会对儿童的自尊心造成很大的影响,同时也会建立起"消极的思维模式",此类儿童会对别人的评价极度敏感,最糟糕的情形可能会出现社会退缩或社交回避。

老师和家长的引导很重要,他们可以帮助其他儿童或家长打消关于这种皮肤问题的恐惧。常见的误解是这种皮肤问题可能会传染,或者当皮肤发红、发炎时会很疼。在入学前,家长应事先与孩子的老师沟通,向老师说明孩子的皮肤问题并提供相关信息,尤其是比较罕见的皮肤问题或孩子的皮肤问题可能会受学校里一些因素的影响,例如温度或坐在地毯上等。在适当的情况下,老师可组织全班同学一起了解这些情况,以促进孩子之间的友谊。

所有学校都应该有相应的反霸凌政策,并制定减少校园霸凌的方案。然而,这些政策、方案如何有效地实施,以及那些具有前瞻性的学校如何进一步提升并促进校园管理还存在明显的差异,不可一概而论。一些组织机构,例如 Kidscape、Changing Faces 及全国湿疹协会(National Eczema Society)会为老师提供极好的培训计划。

尽管如此,这些将面对可能被取笑遭遇的儿童也可找到应对这些事件的有效方法和策略。有关评估儿童皮肤问题干预手段的研究少之又少,但是 Bradbury(1996)、Kish 和 Lansdown (2000)评估了由各种原因所致的容貌缺陷的儿童的干预指导项目。由于没有自信应对的患病孩子更可能预期到负面的反应,因此这些项目旨在帮助儿童发展社交技能,以便其能更自信地应对不同的社交场合。此外,这些项目还会帮助儿童形成自我保护策略,例如想象有一个力量场包围着他们,帮助他们抵抗那些负面评论。尽管这些项目尚未得到正式的评估,但这确实可提升儿童对嘲弄事件的掌控感,并提高他们的自尊心。

年龄稍大的儿童,尤其是青少年,也可以运用一些成年人的减压技巧和认知行为治疗技术(Stangier & Ehlers,2000)。对成年人行之有效的一些习惯逆转技巧同样也可应用在儿童身上,但需做适当调整使其更适用于儿童,不过结果可能没有想象的那么好,因为毕竟这些技巧的成功使用依赖于较高求助动机(Bridgett et al.,1996)。

存在皮肤问题的儿童获得心理服务的可能性

因皮肤问题出现心理障碍的儿童很难获取适当的服务(Czyzewski & Lopez,1998)。儿童皮肤科极少会有心理学工作者或精神卫生专业人员提供相应的服务。当面对转诊到心理咨询或精神健康服务时,很多家庭会有相当大的阻力,部分原因是精神障碍被认为是不光彩的事情。此外,这些家长认为进行心理咨询,自己会因没好好管理、关照孩子受到指责,或被认为是不称职的父母。不过也经常会出现这样的情况,即社区儿童精神健康机构没能力接收这些因皮肤问题产生心理适应困难的儿童,因为他们必须优先为心理健康问题更严重、更紧迫的患者提供服务。尽管很多家长在照料有身体问题的儿童时通常倍感压力,但他们经常会把这些压力归咎于皮肤问题本身,因此会认为心理治疗未必有效。

直接与一个家庭讨论这个问题十分困难,需要谨慎对待。有必要采取非指责式的方法,并向他们解释心理干预和儿童健康之间的关联。如此一来,可以让家长直接面对转诊的潜在恐惧。考虑到大多数青少年或年轻人的敏感特质,有必要单独和他们聊一下这个话题,并试图引导他们,接受转诊治疗。与家庭沟通心理干预的具体方法,会有利于治疗的开展,同时应为转诊治疗给出清楚的原因,明确这并不是对他们父母角色的评判,而是帮助他们的方法。

在儿童群体中,人工皮炎(人为故意造成的皮肤损坏)时有发生。这是一个很复杂的情况,需要认真对待,审慎处理,让孩子和家人一起参与进来。Rogers 等(2001)曾以 32 名患有人工皮炎的青少年为研究对象,强调了心理健康工作者和皮肤科医生之间良好协作、衔接的重要性。让家人接受转诊较为困难,应尽量避免冲突,因为这会导致家人更不愿意孩子接受心理治疗。

总结

目前,关于皮肤疾病给儿童和家庭造成心理影响的研究仍相对较少,同时也鲜有对治疗方法的正式评估。然而,人们已逐步认识到皮肤问题对儿童与其家人生活质量的影响,会越来越重视此类问题的解决。这也有助于改善为儿童及其家庭提供的服务,将心理治疗与药物治疗相结合。

(林雪霏 译,邢嬛 朱雅雯 校)

参考文献

Absolon, C.M., Cottrell, D., Eldridge, S.M., & Glover M.T. (1997). Psychological disturbance in atopic eczema: the extent of the problem in school aged children. *British Journal of Dermatology*, **137**, 241–245.

Ainsworth, M.D.S., Blehar, M.C., Waters, E., & Wall, S. (1978). *Patterns of Attachment*. Hillsdale, NJ: Erlbaum.

Bick, E. (1986). Further considerations on the function of the skin in early object relations: findings from infant observations integrated into child and adult analysis. *British Journal of Psychotherapy*, **2**, 292–299.

Bowlby, J. (1980). *Attachment and Loss: Vol. III Loss*. New York: Basic Books.

Bradbury, E. (1996). *Counselling People with Disfigurement*. Leicester: British Psychological Society.

Bridgett, C., Noren, P., & Staughton, R. (1996). *Atopic Skin Disease: A manual for Practitioners*. Basingstoke: Wrightson Biomedical Publishing.

Chuh, A.A.T. (2003). Quality of life in children with pityriasis rosea: a prospective case control study. *Pediatric Dermatology*, **20**, 474–478.

Clarke, A. (1999). Psychosocial aspects of facial disfigurement: problems, management and the role of a lay-led organisation. *Psychology, Health and Medicine*, **4**, 127–142.

Cork, M.J., Britton, J., Butler, L., Young, S., Murphy, R., & Keohane, S.G. (2003). Comparison of parent knowledge, therapy utilisation and severity of atopic eczema before and after explanation and demonstration of topical therapies by a specialist dermatology nurse. *British Journal of Dermatology*, **149**, 582–589.

Czyzewski, D.I., & Lopez, M. (1998). Clinical psychology in the management of pediatric skin disease. *Dermatologic Clinics*, **16**, 619–629.

Daud, L.R., Garralda, M.E., & David, T.J. (1993). Psychosocial adjustment in preschool children with atopic eczema. *Archives of Disease in Childhood*, **69**, 670–676.

Elliott, B.E., & Luker, K. (1997). The experiences of mothers caring for a child with severe atopic eczema. *Journal of Clinical Nursing*, **6**, 241–247.

Ernst, E. (2000). The usage of complementary therapies by dermatological patients: a systematic review. *British Journal of Dermatology*, **142**, 857–861.

Fehnel, S.E., McLeod, L.D., Brandman, J., Arbit, D.I., McLaughlin-Miley, C.J., Coombs, J.H., Martin, A.R., & Girman, C.J. (2002). Responsiveness of the acne specific quality of life questionnaire (Acne-QoL) to treatment for acne vulgaris in placebo-controlled clinical trials.

Quality of Life Research, **11**, 809–816.

Gil, K.M., Keefe, F.J., & Sampson, H.A. (1988). Direct observation of scratching behavior in children with atopic dermatitis. *Behavior Therapy*, **19**, 213–227.

Holme, S.A., Man, I., Sharpe, J.L., Dykes, P.J., Lewis-Jones, M.S., & Finlay, A.Y. (2003). The children's dermatology life quality index: validation of the cartoon version, *British Journal of Dermatology*, **148**, 285–290.

Horn, H.M., & Tidman, M.J. (2002). Quality of life in epidermolysis bullosa. *Clinical and Experimental Dermatology*, **27**, 707–710.

Howlett, S. (1999). Emotional dysfunction, child–family relationships and childhood atopic dermatitis. *British Journal of Dermatology*, **140**, 381–384.

Hull, P.R., & D'Arcy, C. (2003). Isotretinoin use and subsequent depression and suicide: presenting the evidence. *American Journal of Clinical Dermatology*, **4**, 493–505.

Kish, V., & Lansdown, R. (2000). Meeting the psychosocial impact of facial disfigurement. *Clinical Child Psychology and Psychiatry*, **5**, 497–512.

Koblenzer, C.S. (1990). A neglected but crucial aspect of skin function: a challenge for the 90s. *International Journal of Dermatology*, **29**, 185–186.

Lavigne, J.V., & Faier-Routman, J. (1992). Psychological adjustment to pediatric physical disorders: a meta-analytic review. *Journal of Pediatric Psychology*, **17**, 133–157.

Lawson, V., Lewis-Jones, M.S., Finlay, A.Y., Reid, P., & Owens, R.G. (1998). The family impact of childhood atopic dermatitis: the dermatitis family impact questionnaire. *British Journal of Dermatology*, **138**, 107–113.

Lazarus, R.S., & Folkman, S. (1984). *Stress, Appraisal and Coping.* New York: Springer.

Lewis-Jones, M.S., & Finlay, A.Y. (1995). The children's dermatology life quality index (CDLQI): initial validation and practical use. *British Journal of Dermatology*, **132**, 942–949.

McHenry, P.M., Williams, H.C., & Bingham, E.A. (1995). Management of atopic eczema. *British Medical Journal*, **310**, 843–847.

Papadopoulos, L., Walker, C., Aitken, D., & Bor, R. (2000). The relationship between body location and psychological morbidity in individuals with acne vulgaris. *Psychology Health and Medicine*, **5**, 431–438.

Pauli-Pott, U., Dauri, A., & Beckmann, D. (1999). Infants with atopic dermatitis: maternal hopelessness, child-rearing attitudes and perceived infant temperament. *Psychotherapy and Psychosomatics*, **68**, 39–45.

Richardson, J. (1997). Chapter ten. In: R. Lansdown, N. Rumsey, E. Bradbury, T. Carr, & J. Partridge (Eds), *Visibly Different: Coping with Disfigurement.* Oxford: Butterworth-Heinmann.

Rogers, M., Fairely, M., & Santhanam, R. (2001). Artefactual skin disease in children and adolescents. *The Australasian Journal of Dermatology*, **42**, 264–270.

Solomon, C.R., & Gagnon, C. (1987). Mother and child characteristics and involvement in dyads in which very young children have eczema. *Developmental and Behavioural Paediatrics*, **8**, 213–220.

Schachner, L., Field, T., Hernandez, R.M., Duarte, A.M., & Krasnegor, J. (1998). Atopic dermatitis symptoms decreased in children following massage therapy. *Pediatric Dermatology*, **15**, 390–395.

Sigelman, C.K., Miller, T.E., & Whitworth, L.A. (1986). The early development of stigmatising reaction to physical differences. *Journal of Applied Developmental Psychology*, 7, 17–32.

Sloper, P. (2000). Predictors of distress in parents of children with cancer: a prospective study. *Journal of Pediatric Psychology*, 25, 79–91.

Smith, J.A. (2001). The impact of skin disease on the quality of life of adolescents. *Adolescent Medicine*, 12, 343–353.

Smithard, A., Glazebrook, C., & Williams, H. (2001). Acne prevalence, knowledge about acne and psychological morbidity in mid adolescence: a community based study. *British Journal of Dermatology*, 145, 274–279.

Stangier, U., & Ehlers, A. (2000). Stress and anxiety in dermatological disorders. In: D.I. Mostofsky, & D.H. Barlow (Eds), *The Management of Stress and Anxiety in Medical Disorders*. Needham Heights, MA: Allyn and Bacon, pp. 304–333.

Titman, P. (2003). *Understanding Childhood Eczema*. Chichester: John Wiley and Sons.

Wallander, J.L., & Varni, J.W. (1998). Effects of pediatric chronic physical disorders on child and family adjustment. *Journal of Child Psychology and Psychiatry*, 39, 29–46.

Walters, E. (1997). Problems faced by children and families living with visible difference. In: R. Lansdown, N. Rumsey, E. Bradbury, T. Carr, & J. Partridge (Eds), *Visibly Different: Coping with Disfigurement*. Oxford: Butterworth-Heinmann.

Warschburger, P., Buchholz, H. Th., & Petermann, F. (2004). Psychological adjustment in parents of young children with atopic dermatitis: which factors predict parental quality of life? *British Journal of Dermatology*, 150, 304–311.

8

皮肤问题的心理治疗

Linda Papadopoulos

引言

整形外科、塑身减肥及时尚产业在过去的 20 年里呈现巨大增长，表明了社会对"外表产业"的巨大投入。在西方世界中，人们不断接受同样的信息："有吸引力的人是受欢迎的、快乐的、成功的、有趣的，经常被爱戴和崇拜的"（Papadopoulos & Walker, 2003）。当然，化妆品和身体完美很少与那些经历皮肤问题的人联系在一起。因此，患有皮肤疾病的个体感觉自己被忽视了，对自己的行为和外表的社会意义高度敏感，预期到他人的排斥，并经历尴尬和 / 或羞愧（Kellett & Gilbert, 2001）。

因此，不足为奇的是由于皮肤疾病的可见性和外表改变的特性，皮肤疾病对患者具有重要的心理影响，使得心理因素与皮肤疾病之间长期建立的联系更加紧密。然而，很少有人注意到这些问题，也很少有人注意到该如何解决这些问题。事实上，由于大多数皮肤疾病的患病率和病因不为公众所知，所以皮肤疾病往往被误解和污名所包围。

一直以来，已发表的文献都突显出了皮肤疾病和心理问题之间的联系。由于皮肤具有强烈的心理学意义，皮肤病学与心身医学存在着独特的关联。皮肤是一个由腺体、血管、神经和肌肉组成的复杂系统，其中许多受自主神经系统控制的组织成分会受到心理刺激的影响,引起自主神经觉醒,影响皮肤和各种皮肤疾病的发展。一些理论假设了各种皮肤疾病的心理生理机制(Papadopoulos & Bor,1999)。事实上,皮肤和神经不仅具有共同的胚胎起源,而且在功能上也紧密相关(Van Moffaert,1992)。皮肤和免疫系统之间似乎也有关联。临床研究表明,心理压力可以抑制杀伤性T细胞和巨噬细胞,两者在与皮肤相关的免疫反应中都起着重要的作用(Papadopoulos et al.,1999)。皮肤和心理之间的另一个重要的联系是皮肤疾病可能是内在病理过程的一个信号。

在更实际的层面,皮肤病学涉及的是容易看到和触摸到的器官。这对患者如何对待病变皮肤产生了影响,许多患者抱怨缺乏隐私。从鲁莽性的问题到粗暴的评论,对许多不希望个人健康问题公开化个体而言,皮肤问题的可见性具有灾难性的影响。我们生活在十分注重个人相貌和外表的社会,因此,皮肤病给患者的生活带来了各种各样的变化和挑战。

本章旨在阐述皮肤病患者在使用咨询来解决这些问题时所面临的一些核心的社会心理问题,回顾了最常使用的心理治疗方法。这些心理方法的疗效将受到严格的评估。最后,治疗建议将考虑到皮肤病患者面临的潜在挑战。

皮肤疾病的社会心理影响

在心身性皮肤病学(psychodermatological)的文献中,皮肤病对一些患者的心理和情感功能具有负面影响,这已达成高度共识。事实上,已有研究表明,这种改变外表的疾病可能对患者的行为、情感和认知产生深远的影响(Griffiths & Richards,2001;Thompson & Kent,2001)。因此,本章对最常见的心理含义进行了简要概述。

受损的皮肤往往意味着具有传染性或不卫生(Van Moffacrt,1992)。由于缺乏对皮肤病的健康宣教和认识,一些皮肤疾病往往伴随着这些误解。这种现状意味着皮肤病患者可能会发现一些人对他们有负面的反应,或者他们因为皮肤问题而受到差别对待。因此,患者可能会感到痛苦,感到被歧视,从而开始避免某些可能会暴露其皮肤问题的社交活动,例如游泳,或者涉及与第三方的潜在亲密关系,比如约会或情感表露。

在对白癜风患者的定性研究中,Thompson 等(2002)发现,在访谈中重复出现的核心主题是他们觉得自己之前的外表与他人有所不同。皮肤病患者常用的行为策略是隐藏和回避,主要是为了避免来自他人的负面反应。此外,痤疮患者通过社交回避和隐藏皮肤损伤以减少自己皮肤问题的暴露(Kellett & Gilbert,2001)。已有研究发现,银屑病患者也会出现预期和回避的应对行为,这与皮肤问题的严重程度无关,而与假设会出现歧视和排斥有关(Griffiths & Richards,2001)。像以前关于损容和社交焦虑的研究一样,皮肤病患者使用这些不正常的行为策略来处理自己在他人面前的印象,频繁使用这些应对策略说明他们非常在意被他人排斥(Thompson et al.,2002)。

对外表改变和皮肤问题的认知可能对自我概念和身体意象产生深远的影响。任何微小的外表瑕疵或缺陷都有助于增进对身体意识的觉察。皮肤问题通常会有一个渐进的和暴发的过程,从而使患者适应外表的变化。因此,患者不仅要学会应对异常外表所带来的生活挑战,还要适应不断变化的身体意象。也就是说,皮肤病患者必须发展和保持一种自尊,而不依赖于身体的吸引力。这是一项极其困难的任务,因为许多研究都强调了自尊与身体意象之间的稳固关系(Papadopoulos et al.,2002)。

伴随着皮肤状况的诊断,皮肤病患者经常出现焦虑,不确定和无助的感觉。在不了解病情发展的时间或方式的情况下，患者可能会想知道怎样的行为或方式会促进病情进展。此外，皮肤病患者的自我意识增强，这反过来又会对人际交往和人际关系产生负面影响。研究表明，自我意识是痤疮患者的常见反应（Kellett & Gilbert，2001）。Papadopoulos 等（1999b）发现，白癜风患者的非理性消极想法出现的频率明显较高。

研究还强调了皮肤病患者中精神疾病的患病率较高（Hughes et al.，1983）。尽管仅仅根据横断面的研究来确定皮肤疾病和精神疾病之间的联系似乎有些为时过早，但研究确实报告了在皮肤病患者中，焦虑和抑郁等明显增加。Gupta 等（1993）发现，研究中超过 5% 的银屑病患者曾有明显的自杀意念，而且几乎是这个数字的两倍的个体表示出求死的想法。同样，Fortune 等（2000）的研究发现，银屑病患者在标准化评估指标上呈现出担忧得分高，提示可能存在病理性担忧，研究中 25% 的患者得分高于广泛性焦虑障碍确诊患者的平均水平。近期，研究者开始探讨强迫症（obsessive-compulsive disorder，OCD）和皮肤病之间的关联。有一个特殊的临床表现是剥脱性痤疮，其特征是过度触摸和 / 或抓挠真实或想象的皮损部位，被认为是OCD 的一种皮肤病亚型表现（Kellett & Gilbert，2001）。痤疮患者感觉自己被感染，可能会通过频繁地使用肥皂或其他强有力的清洁方式来应对这种感染。因此，这种行为可能等同于一种强迫性行为。

除了影响社会心理功能，消极的社会心理体验也可能影响皮肤问题的发生与发展。临床观察表明，压力常常发生在多种皮肤病的发生或恶化之前，这些皮肤病具有心身和免疫成分，例如白癜风、银屑病和特应性皮炎（Koblenzer，1983；Al-Abadie et al.，1994）。例如，情绪困扰和生活压力事件已被认为是白癜风发病的促成因素（Papadopoulos et al.，1998）。

尽管皮肤病对患者的影响显著且其在病因学中发挥重要

的作用,但是皮肤问题一般不被认为是一种障碍,具有这种问题的个体常常会轻视他们的痛苦(Papadopoulos & Walker,2003)。直至最近,人们都很少关注皮肤问题的心理影响以及患者面临的挑战,不论是患者的家庭和／或朋友,还是卫生专业人员。由于皮肤病很少存在生命危险,其影响常常被健康专家所低估。一些医生倾向于根据病理的严重程度而非生活质量来判断疾病的严重程度,因此他们认为许多皮肤问题微不足道或并不重要。患者会因为占用了医生的时间而感到被误会或感到尴尬。他们也可能觉得自己没有受到重视,或者因为被轻视而感到沮丧。因此,与专业人士的咨询可能会变得相当棘手(Papadopoulos & Walker,2003)。

当然,对于皮肤病的适应也存在个体差异,有些人能很好地应对他们的状况。然而,有些人则很难处理好他们的皮肤问题(Papadopoulos & Bor,1999)。显然,心身性皮肤病学的研究近期才开始识别出有效适应损容的因素。为了解释心理影响,已经开始研究包括应对、社会支持、认知疾病表征等在内的一些心理变量(Fortune et al.,2000;Papadopoulos et al.,2002;Thompson et al.,2002)。这样的研究具有明显的理论和治疗意义。从理论上讲,任何试图解释皮肤问题心理适应的模型都需要阐明疾病与心理困扰之间的关系。在治疗上,理解患者对疾病的适应将首先帮助专业人员了解患者对治疗和护理的态度,并提高他们受益的机会。其次,它将阐明患者对疾病的态度和表现,以及他们寻求和坚持治疗的方式(Papadopoulos et al.,2002)。

治疗皮肤问题的心理学方法

在皮肤病学文献中,越来越多的人开始注意到心理干预在超出标准医疗护理之外可能带来的治疗效益。鉴于心理因素和皮肤问题之间密切和明确的联系,人们看到心理治疗效果就不足为奇了(Van Moffaert,1992;Papadopoulos & Bor,1999)。文献记载了用心理干预治疗许多皮肤病已经获得与传统医学治疗一样的效果,如白癜风、银屑病、痤疮和特应性皮炎(Van Moffaert,1992;Papadopoulos & Bor,1999)。回顾对银屑病进行的心理治疗,Winchell 和 Watts(1998)描述了这样一个案例:两名患有银屑病的精神障碍患者被告知,丙咪嗪会对其皮肤问题产生有益的影响。这样的暗示下,其中一名患者完全缓解,另一名患者病情显著改善。

随着时间的推移,这一领域的试验方法的严谨性已经得到了改善。具体而言,由于某些方法上的缺陷,早期的研究必须被视为尝试性的,经常使用单一实验设计,很少尝试评估患者在治疗终止后的进展,或将结果与其他患者或匹配的对照进行比较(Papadopoulos & Bor,1999)。研究也是基于没有对照组的小样本。结果的评估较为粗糙,通常由单一的观察者给出。此外,结果通过心理或皮肤健康的变化来衡量,但很少由两者一同来衡量。自 20 世纪 80 年代初以来,实施心理干预的心身性皮肤病的研究已经开始采用大样本和定量横断面设计的对照试验,并从心理学和皮肤病学两个角度来检验研究结果(Papadopoulos & Bor,1999)。

心理干预方式,如精神分析和催眠(Gray & Lawlis,1982)以及行为治疗(Wolpe,1980)和认知行为治疗(Papadopoulos et al.,1999b),已被用于治疗受皮肤病困扰的人群(详见表 8.1)。事实证明,此类干预措施对特应性皮炎(湿疹)、银屑病、白癜风和病毒性皮肤病(Van Moffaert,1992)等可以显著改善临床和患者的心理健康与生活质量(Cole et al.,1988;Papadopoulos et al.,1999a)。以下概述了可用于皮肤病的主要心理治疗方法。

表 8.1 治疗皮肤问题的心理干预方式

	行为治疗	认知行为治疗	团体治疗	精神分析性心理治疗
聚焦点	此时此刻	此时此刻	此时此刻	了解过去，关注现在的关系
费用	经济有效	经济有效	经济有效	昂贵
技术	系统性脱敏 模仿 放松 习惯逆转训练 自信和社交技能训练 意象	问题解决 认知重建 引导意象 模仿	心理教育 自信和社交技能训练 角色扮演	移情和反移情的分析 催眠疗法
时间	短期	短期	短期	长期
适应证	银屑病，湿疹，白癜风，痤疮	银屑病，湿疹，白癜风，痤疮	银屑病，湿疹，白癜风	湿疹

行为治疗

行为治疗结合了学习理论中的部分原理(经典性条件反射和操作性条件反射),并将其用于治疗持久的、不适应的、习得的习惯中。行为治疗技术包括系统性脱敏、自信和社交技能训练、行为分析、放松训练(例如自主和渐进性肌肉放松,生物反馈)、习惯逆转训练和意象。这些技术的目的是通过相互竞争的方式反复抑制焦虑,从而逐步减少适应不良的行为反应(Wolpe,1980)。行为分析是临床医生通过收集刺激与行为反应之间的信息,以理解焦虑的作用。

各种行为治疗策略已经被单独应用或与其他心理学技术相结合应用于皮肤病的治疗中。系统脱敏是一种用于治疗以预期性焦虑为主要特征的皮肤病的有效技术(Van Moffaert,1992)。皮肤病患者对自己感觉到的害怕和恐惧可能会受到这种技术的挑战。通过逐步暴露,患者开始敢于面对他们害怕和避免的情境。习惯逆转训练是一种用于抑制抓挠的常用技术,据报道其在治疗湿疹和银屑病等皮肤疾病时有一定的疗效(Ginsburg,1995)。习惯逆转训练包括自我监测早期迹象和情境提示,以及练习替代反应(如握紧拳头)(Ehlers et al.,1995)。放松训练对治疗皮肤病有益,因为它可以降低压力水平。这是一种有效的治疗方法,可以帮助患者应对焦虑情绪,或者应对紧张的社交困境。放松本身可以单独作为一种减轻焦虑或紧张的手段,也可以与意象相结合进行治疗。放松包括不同的技术,如渐进性肌肉放松或自我放松训练。

意象是皮肤病患者用来应对与其病症有关的焦虑的方式。意象是一种有用的技术,可帮助患者在放松的状态下想象令其恐惧的情境(Papadopoulos & Bor,1999)。自信和社交技巧训练适用于因皮肤问题而害怕引起他人注意的患者,如凝视或私人问题。干预着重于提高社交技能和表达情绪,从而帮助患

者更有效地处理他人的反应,并学习更积极的社会功能模式
(Robinson et al., 1996)。

　　Weinstein(1984)发现,与只接受药物治疗(补骨脂素光化
学疗法)的患者相比,心理治疗组(一组是接受渐进性放松和指
导性意象治疗;另一组是讨论银屑病的社会心理影响)可以有
效地缓解银屑病。Robinson 等(1996)发现,当面部受损的个体
(例如痤疮和白癜风)参加了旨在提高社交技能的研讨会后,其
焦虑情绪明显减少,自信程度显著提高。此外,Ehlers 等(1995)
在对照试验中,对特应性皮炎患者使用放松治疗,发现其皮肤问
题大大改善。

认知行为治疗

　　认知行为治疗(cognitive behavioral therapy, CBT)是一种心
理治疗方法,旨在通过使用认知和行为干预来改变适应不良的
思维、感觉和行为。CBT 认为不是情境导致压力,而是人们对情
境的看法引起压力。根据认知模型,患者对自身病情的观念常
常影响他们如何应对和适应。受情绪困扰的个体有一个共同特
征是他们的观念中有负性的、不合理的内容。这些感知往往是
加工过程歪曲的结果,如"认知歪曲"(Beck, 1976, 1993)。

　　CBT 着重考察和试图挑战不正常的观念和评价,这可能牵
涉到一个人的低落情绪或回避行为。因此,关注认知和适应不
良的行为是 CBT 促进改变的关键领域。根据这种情况,观念被
认为是被检验的假设,而不是不加批判被接受的断言。治疗师
和来访者扮演"调查者"的角色,发展验证观念的方法,比如"因
为我的湿疹其他人不喜欢我"或者"因为我的白癜风,我不会再
高兴起来了"。要想成功地挑战这些观念,需要提供证据,证明
它们是错误的,是受焦虑和抑郁影响的(Beck, 1993)。

　　CBT 已成功应用于各种皮肤问题。例如,Horne 等(1989)
使用 CBT 和标准药物治疗干预 3 位患有特应性皮炎的患者。

3位患者在治疗后症状有所减轻,他们控制疾病的能力有所增强,药物依赖性有所降低。4例对照研究也对银屑病患者使用了CBT(Price et al.,1991;Zacharie et al.,1996;Fortune et al.,2002;Fortune et al.,2004)。研究结果表明,辅助性认知行为干预可以减少心理困扰,减轻临床症状的严重程度。此外,Papadopoulos等(1999b)比较了两组相匹配的白癜风患者,其中一组接受了CBT治疗,另一组仅接受了标准化的药物治疗。结果表明,CBT治疗有助于白癜风患者应对皮肤问题和生活方面的困扰。也有初步证据表明通过CBT治疗获得的帮助会影响疾病的进展。最后,Ehlers等(1995)发现对特应性皮炎患者使用CBT治疗后,焦虑、搔抓和瘙痒频率以及可的松的使用均显著减少。

精神分析治疗和催眠

精神分析侧重于精神动力学,尤其是无意识的过程。移情和反移情现象,以及患者的阻抗都是精神分析治疗关系的动态因素,也是精神分析重要的临床概念。这种治疗的基本目标是使无意识意识化,并在焦虑或困惑的地方创造意义。

在皮肤病学中整合精神分析,已经在一些皮肤疾病中有所实现,但患者(例如荨麻疹或湿疹患者)尚未意识到其皮肤病中存在心理因素。有文献报道使用精神分析可显著改善皮肤问题(Van Moffaert,1992)。

早期心身性皮肤病学的研究者使用催眠进行干预治疗(Van Moffaert,1992)。催眠可引起皮肤电导、皮肤温度和血管舒缩反应等生理参数的变化,这些参数在皮肤病的病因学中可能起着决定性作用(Van Moffaert,1992)。催眠对治疗神经性皮炎,慢性荨麻疹和病毒性疣等皮肤疾病较为有效(Barber,1978)。

团体治疗

团体治疗是一种心理干预方式,可以帮助有共同问题的个体,通过小组练习增强他们的社交功能。团体成员有机会在团体带领者的指引下,在安全的气氛中分享他们的经验、感受和遇到的困难。结合指导、模仿、角色扮演、反馈和公开讨论,鼓励团体成员发现更多的互动过程。在大多数情况下,6~12名来访者与治疗师每周至少见面一次,每次约2个小时。通常团体围绕一种类型的问题(例如,应对)或一种类型的患者(例如,银屑病患者)来组织。

通过团体互动,不鼓励无效和不成熟的应对方式,培养积极的态度,许多患者的孤独和隔离感觉有所减弱。此外,团体成员可以增强彼此的自信和自我接纳,因为他们彼此信任和重视,并促进团队凝聚力。团体治疗使参与者在支持的环境中尝试新技能,成员之间彼此学习,因此团体治疗具有个体治疗中未有的优势。

已对皮肤病患者尝试了多种方法(如社交技能训练、团体治疗)(Robinson et al.,1996)。慢性皮肤病(如银屑病、湿疹)患者可从团体治疗中获益,增加了患者应对皮肤疾病的信心(Ehlers et al.,1995;Seng & Nee,1997;Fortune et al.,2002)。

总的来说,研究表明心理治疗可以改善皮肤问题的临床严重程度,减少心理痛苦。这一观点证实了心理干预是治疗皮肤病的有用的辅助手段。当联合使用时,效果显著。皮肤病似乎是生物、心理和社会因素之间复杂的相互作用,因此治疗应在这种相互作用的背景下进行。

具体来说,作为治疗皮肤病的一种心理疗法,CBT越来越受人们的信赖。已有文献大多支持其作为一种干预方式的有效性,可以用作医疗保健的辅助手段(Ehlers et al.,1995;Papadopoulos et al.,1999;Fortune et al.,2002,2004)。研究发现认知技术可以降低个体瘙痒感觉的频率,减轻灾难化的认知(Ehlers et al.,1995),减少对疾病后果和导致疾病情感原因的认知,并在随后的6个月和1年的随访中一直可以维持这一结果。研究还表明,放松是 CBT 的一个重要组成部分,已被证明是最有效的降低皮肤病患者焦虑水平的方法(Ehlers et al.,1995;Zacharie et al.,1996)。这些数据表明,在这些患者中经常观察到的高焦虑水平可以通过治疗而降低,并且即使在 1 年的随访之后也可以维持治疗效果。

治疗建议

目前的综述对管理皮肤病患者具有一定的指导意义。它强调了皮肤疾病的影响远远超出皮肤层面这一事实(Papadopoulos et al.,1999b)。因此,当治疗皮肤病患者时,需要考虑到他们的皮肤问题对他们的情绪健康、生活质量的影响,我们应该寻求解决这些因素的疗法。

认识到认知、情绪、行为和动机对皮肤疾病的影响,为心身性皮肤病学领域的评估和治疗开辟了新的方向(Papadopoulos & Bor,1999)。皮肤病的生物心理社会模型通过提供心身之间交互作用的证据使我们能够走得更远,而不仅仅是承认多个系统(心理、生理、社会、环境因素)的相互作用产生健康和疾病状态。为了理解皮肤病的心理后果并有效地治疗,我们需要把患者视为一个整体。心理治疗或咨询可以成为各种皮肤病药物治疗的有效的辅助手段。

在皮肤病学领域使用心理咨询或心理治疗围绕这样一个观点,即人们有能力应对困难和管理情绪。通过这个过程,鼓励患者走向开放和自信,而不是感觉停滞不前或被否定(Papadopoulos & Bor,1999)。因此,首先解释心理咨询的干预方式是有用的,其次是区分不同级别的咨询,以说明临床医生开展的活动范围。

心理治疗如何在皮肤科患者的治疗和管理中发挥作用？

CBT 等疗法可以帮助皮肤病患者：
- 接受目前的状态；
- 探索治疗方案并促进决策；
- 检查皮肤问题带给他们的困难，洞察是哪些因素导致了这些困难；
- 探索和挑战不正常的解释，观念和假设；
- 确定有用的应对策略；
- 提高社交互动技能；
- 检查可能与皮肤问题间接相关的问题；
- 挑战并应对预期的焦虑和抑郁。

团体治疗，尤其是社交和自信技能训练可以帮助皮肤病患者：
- 在社交场合遇到困难；
- 与有同理心的人讨论他们的问题；
- 通过了解他人的病情以加深对自身状况的理解；
- 允许团队成员获得和发展各项技能，并与其他成员一起实践；
- 为皮肤病患者提供情感和社会支持。

分级咨询

提供信息（心理教育）

这涉及与提供关于医疗条件、治疗、药物试验、疾病预防和健康促进等方面的事实信息和建议。

暗示性咨询

这涉及与患者和 / 或其他人讨论所接收到的有关疾病对个人或其家庭及其个人情况影响的信息。

支持性咨询

在支持性咨询中,信息的情感后果及其影响可以在支持和关怀的环境中得到识别和解决。

心理治疗性咨询:治疗

着重于康复、心理调适、应对和问题解决。不同的理论方法包括 CBT、精神分析、行为治疗、人本主义等。

结论

本章考察了心理学与皮肤病之间密切而复杂的关系,试图证明在治疗皮肤病时需要心理干预。事实表明,真正需要解决的是因皮肤病所致的容貌受损而引发的社会心理问题。皮肤病对患者的健康及其与外界关系的影响可能是巨大而多样的。因此,本章的主要目的是将皮肤疾病概念化为一种生物社会心理现象,可以向患者施加负面压力,因此对其管理需要采取一个整体的方法。

尽管有证据表明心理治疗对于解决这些问题有很好的效果,但是这方面的研究仍然存在方法上的缺陷。有些研究通常仅有少量的研究被试,有些则缺乏适当的对照组。此外,由于大多数研究采用了量化设计,许多关于患者对心理治疗方法的深层信息(诸如咨访关系、咨询动机和咨询期望)都丢失了。最后,治疗时长与开始治疗的时机可以提供更多心理治疗效益的数据,但以上研究未能有效观察这些变量。

　　因此,非常有必要进行系统的评估,以确定不同咨询方法的治疗效果,以促进心理治疗的发展,这些心理治疗方法将重点关注皮肤病患者有关的独特问题。未来的研究应该试图通过采用可比较的研究设计来检查不同咨询形式对各种皮肤问题的效用。因此,应该设计对照研究来比较不同心理治疗的效果,以及不同时间和疾病阶段之间的差异。此外,未来的研究应力求解决诸如动机,坚持治疗和治疗期望等因素。总的来说,治疗的积极结果似乎取决于非特定的变量,如动机和期望,而不是特定的治疗变量本身(Van Moffaert,1992)。因此,需要考虑对缺乏动机的样本进行调查,以明确可能从治疗服务中获益的个体类型。

　　总之,心理干预可以对皮肤病的严重程度产生重要影响,这为皮肤病患者的治疗提供了一个令人兴奋的前景。当然,我们在理解心理因素与皮肤问题之间的关系上还有很长的路要走。需要对公众进行更多关于心理咨询可以有效治疗皮肤问题的知识普及和宣传教育。有关接受心理服务的偏见观念,以及患者自身的心理问题,特别是病耻感可能阻碍他们接受心理治疗。然而,作为医疗专业人员,我们可以通过向患者提供关于心理治疗的全面信息,帮助他们更有效地利用心理干预策略并从中获益,从而开始克服这些障碍。最终,像其他疾病一样,皮肤病不仅需要根据疾病的客观效果来处理,而且还要参考患者的主观体验。只有通过充分的研究,使用方法上可靠的心理学技术,我们才有希望解决这个问题。

(张艺丹 译,朱雅雯 校)

参考文献

Al-Abadie, M.S., Kent, G.G., & Gawkrodger, D.J. (1994). The relationship between stress and the onset and exacerbation of psoriasis and other skin conditions. *British Journal of Dermatology*, **130**, 199–203.

Barber, T.X. (1978). Hypnosis, suggestions and psychosomatic phenomena: a new look from the stand point of recent experimental studies. *American Journal of Clinical Hypnosis*, **21**, 113–127.

Beck, A. (1976). *Cognitive Therapy and Emotional Disorders*. New York: International Universities Press.

Beck, A. (1993). Cognitive therapy: past, present and future. *Journal of Consulting and Clinical Psychology*, **61**, 194–198.

Cole, W.C., Roth, H.L., & Sachs, L.B. (1988). Group psychotherapy as an aid in the medical treatment of eczema. *Journal of the American Academy of Dermatology*, **18(2)**, 286–291.

Ehlers, A., Stangier, U., & Gieler, U. (1995). Treatment of atopic dermatitis: a comparison of psychological and dermatological approaches to relapse prevention. *Journal of Consulting and Clinical Psychology*, **63(4)**, 624–635.

Fortune, D.G., Richards, H.L., Main, C.J., & Griffiths, C.E.M. (2000). Pathological worrying illness perceptions and disease severity in patients with psoriasis. *British Journal of Health Psychology*, **5**, 71–82.

Fortune, D.G., Richards, H.L., Griffiths, C.E.M., & Main, C.J. (2004). Targeting cognitive-behavioural therapy to patient's implicit model of psoriasis: results from a patient preference controlled trial. *British Journal of Clinical Psychology*, **43**, 65–82.

Fortune, D.G., Richards, H.L., Kirby, B., Bowcock, S., Main, C.J., & Griffiths, C.E.M. (2002). A cognitive–behavioural symptom management programme as an adjunct in psoriasis therapy. *British Journal of Dermatology*, **146**, 458–465.

Ginsburg, J.H. (1995). Psychological and psychophysiological aspects of psoriasis. *Dermatologic Clinics*, **13(4)**, 793–804.

Gray, S.G., & Lawlis, G.F. (1982). A case study of pruritic eczema treated by relaxation and imagery. *Psychological Reports*, **51**, 627–633.

Griffiths, C.E.M., & Richards, H.L. (2001). Psychological influences in psoriasis. *Clinical and Experimental Dermatology*, **26**, 338–342.

Gupta, M.A., Schork, N.J., Gupta, A.K., Kirkby, S., & Ellis, C.N. (1993). Suicidal ideation in psoriasis. *International Journal of Dermatology*, **32**, 188–190.

Horne, D.J.L., White, A.E., & Varigos, G.A. (1989). A preliminary study of psychological therapy in the management of atopic eczema. *British Journal of Medical Psychology*, **62**, 241–248.

Hughes, J.E., Barraclough, B.M., Hamblin, L.G., & White, J.E. (1983). Psychiatric symptoms in dermatology patients. *British Journal of Psychiatry*, **143**, 51–54.

Kellett, S., & Gilbert, P. (2001). Acne: A biopsychosocial and evolutionary perspective with a focus on shame. *British Journal of Health Psychology*, **6**, 1–24.

Koblenzer, C.S. (1983). Psychosomatic concepts in dermatology. *Archives of Dermatology*, **119**, 501–512.

Papadopoulos, L., & Bor, R. (1999). *Psychological Approaches to Dermatology*. Leicester, UK: BPS.

Papadopoulos, L., & Walker, C. (2003). *Understanding Skin Problems: Acne, Eczema, Psoriasis and Related Conditions*. West Sussex, UK: Wiley.

Papadopoulos, L., Bor, R., & Legg, C. (1999a). Psychological factors in cutaneous disease: an overview of research. *Psychology, Health & Medicine*, **4(2)**, 107–126.

Papadopoulos, L., Bor, R., & Legg, C. (1999b). Coping with the disfiguring effects of vitiligo:

A preliminary investigation into the effects of cognitive–behavioural therapy. *British Journal of Medical Psychology*, **10**, 385–396.

Papadopoulos, L., Bor, R., & Legg, C., & Hawk, J.LM. (1998). Impact of life events on the onset of vitiligo in adults: preliminary evidence for a psychological dimension in aetiology. *Clinical and Experimental Dermatology*, **23**, 243–248.

Papadopoulos, L., Bor, R., Walker, C., Flaxman, P., & Legg, C. (2002). Different shades of meaning: Illness beliefs among vitiligo sufferers. *Psychology, Health & Medicine*, **7(4)**, 425–433.

Price, M.L., Mottahedin, I., & Mayo, P.R. (1991). Can psychotherapy help with psoriasis? *Clinical and Experimental Dermatology*, **16**, 114–117.

Robinson, E., Rumsey, N., & Partridge, J. (1996). An evaluation of the impact of social interaction skills training for facially disfigured people. *British Journal of Plastic Surgery*, **49**, 281–289.

Seng, T.K., & Nee, T.S. (1997). Group therapy: A useful and supportive treatment for psoriasis patients. *International Journal of Dermatology*, **36(2)**, 110–112.

Thompson, A.R., & Kent, G. (2001). Adjusting to disfigurement: processes involved in dealing with being visibly different. *Clinical Psychology Review*, **21**, 663–682.

Thompson, A.R., Kent, G., & Smith, J.A. (2002). Living with vitiligo: dealing with difference. *British Journal of Health Psychology*, **7**, 213–225.

Van Moffaert, M. (1992). Psychodermatology: an overview. *Psychotherapy & Psychosomatics*, **58**, 125–136.

Weinstein, M.Z. (1984). Psychosocial perspectives on psoriasis. *Dermatologic Clinics*, **2**, 507.

Winchell, S.A., & Watts R.A. (1988). Relaxation therapies in the treatment of psoriasis and possible pathophysiologic mechanisms. *Journal of the American Academy of Dermatology*, **18**, 101–104.

Wolpe, J. (1980). Behaviour therapy for psychosomatic disorders. *Psychosomatics*, **21**, 379–385.

Zacharie, R., Oster, H., Bjerring, P., & Kragballe, K. (1996). Effects of psychologic intervention on psoriasis: A preliminary report. *Journal of the American Academy of Dermatology*, **34**, 1008–1015.

评价生活质量的研究方法学

Andrew Finlay

引言

其实只是在过去的 10 年,评估皮肤病对患者生活影响的概念才开始被广为接受。皮肤科医生一直都了解皮肤病会对患者的生活造成严重后果,但历史上大多数文献关注的是皮肤病理学,而非其对患者后续的影响。本章将介绍需要使用评估方法的原因,回顾现有的主要技术并详细说明如何进行验证;同时介绍最近一些研究的发现,并阐明本领域深入研究将面临的挑战。

什么是生活质量?

对生活质量(quality of life,QoL)这一概念的内涵,学者间一直存有争议,至于是否可以被有意义地度量,其争论甚至更大(Koller &Lorenz,2002)。下文对生活质量定义的尝试,强调了定义一个多数人自认为非常理解的概念的难度,人们凭直觉认为"生活质量是个人对生命状态的感知,与人生目标及其接受并纳入决策的价值体系相关"(Sartorius,1993)。较为狭义的概念是与健康相关的生活质量,强调健康或失去健康对生活的影响。世界卫生组织(World Health Organisation,WHO)给出了疾病如何导致损害的定义和解释：疾病导致失能，反过来又可以导致残障（WHO，1980）。

为什么评估生活质量至关重要？

评估皮肤病对生活质量影响的重要性的理由很多。在全球许多卫生保健系统中，分配给皮肤科的资源都不充足。幸运的是皮肤病总体的死亡率很低。然而，这又使得皮肤科争取资源变得更为困难。通用的生活质量的评估方法可以将皮肤病对患者生活质量的主要影响与其他非皮肤病进行比较。一直以来，临床研究重视并以临床体征作为终点的评估指标，但生活质量评价则提供了更多以患者为导向的结局评估，其结果并非必须平行于临床体征的变化。最近对银屑病的研究强调了这种差别的重要性（Sampogna et al.，2004），该项研究明确地显示出评估方法可以聚类为两类：一类主要为临床严重程度的评估，另一类包括生活质量和心理指标，强调了更加全面的评估方法的必要性。许多制药公司也认识到这一点，并在临床药物评价方案中增加了生活质量评估指标。

临床服务和新技术、新方法都被要求提交审查，因此使用生活质量评价作为主要结局指标既实用又密切相关。在日常的临床实践中，临床医生根据患者皮肤病的情况对他们的生活受到影响的严重程度作出判断，这些信息用于与治疗决策相关的风险／获益的考量。遗憾的是，临床医生在这些评估中可能并没有他们自己想象得那么准确，而一些简单的生活质量评估方法可能有益于做一些关键性的决定，例如当考虑使用一些具有明显副作用的系统性药物时。

皮肤病生活质量研究进展

1970 年的 21 个问题的标准问卷,用来记录皮肤病对生活质量的影响(Whitmore,1970)。其他问卷则关注评价持久性皮肤损伤的影响(Committee,1970)和对失能者的更广泛的评价系统(Robinson,1973)。银屑病伤残指数(Psoriasis Disability Index,PDI)是皮肤科第 1 个疾病特异性量表(Finlay & Kelly,1985;Kelly & Finlay,1987),最初用来评估住院治疗对银屑病患者残疾的影响,以后得到广泛使用(Lewis & Finlay,2004)。自20 世纪 90 年代初开始,皮肤科应用经过验证的、标准化的通用健康测验,例如英国疾病影响档案(UK Sickness Impact Profile)(Finlay et al.,1990)和健康状况调查问卷 -36(SF-36)(Nichol et al.,1996)。1990—2000 年,几个皮肤病专用生活质量量表被用于痤疮、银屑病、特应性皮炎、脱发、小腿溃疡等疾病。然而自20 世纪 90 年代初,人们就开始发现,无论是哪种皮肤病,其对患者生活质量的许多影响都是相似的。因此,所需要的是简单的,可被广泛用于多种不同皮肤疾病的评估方法。在这种需求的背景下产生了皮肤病生活质量指数(Dermatology Life Quality Index,DLQI)(Finlay & Khan,1994):自此以后,该方法在国际上得到了广泛应用(Lewis & Finlay,2004)。之后的几种量表,如皮肤指数(Chren et al.,1996),Freiberg 生活质量评价(Augustin et al.,2004),皮肤病专用生活质量(Anderson & Rajagopolan,1997)以及皮肤病生活质量量表(Morgan et al.,1997)被用于评估各种成人皮肤病。

为成年人制定的评估方法显然不适合应用于儿童。1995年制定的儿童皮肤病生活质量指数(Children's Dermatology Life Quality Index,CDLQI)首次强调了不同年龄组儿童的特定需求(Lewis-Jones & Finlay,1995)。此后推出了疾病特异性的婴儿皮炎生活质量问卷(Lewis-Jones et al.,2001)。

1998 年发表的家庭皮炎指数（Family Dermatitis Index）这一疾病特异性问卷让人们认识到衡量皮肤病对家庭造成的继发影响的潜在价值（Lawson et al., 1998）。

使用问卷可以从完全不同的角度了解患者对自身疾病的态度。通过询问一些在疾病状态下与经济或时间成本有关的假设性问题，尝试确定患者对其所患疾病的价值观，先后用于痤疮（Motley & Finlay, 1989）、银屑病（Finlay & Coles, 1995; Zug et al., 1995）、特应性皮炎（Finlay, 1996a），目前已经受到更多的关注（Littenberg et al., 2003; Schiffner et al., 2003）。

生活质量问卷目前被广泛用于皮肤科的临床研究和各种审查，尽管如此，仍然尚未被充分运用到日常临床工作中的效果评价以及辅助决策。这些方法被普及应用前，对生活质量评估的意义及其评估分数变化的意义必须简单易懂，易于被临床医生接受。虽然已经开始意识到这个问题（Hongbo et al., 2004），但这仍然是皮肤病患者生活质量评价研究中的重要挑战。

制定评估的方法

许多健康专业人士想当然地认为自己非常了解疾病对其客户或患者的生活所造成的影响，这其实是错误的臆想。所有这些信息必须源于患者，创建任何皮肤病对人们生活影响的评价系统的第 1 步，是直接从患者那里获取信息。可以通过结构化或非结构化访谈，以书面方式或聚焦目标人群等方法来寻找信息。显而易见的是所研究的人群必须可以代表将使用该评估工具的目标受众，研究时需考虑年龄、性别、语言和 / 或文化因素。一些生活质量的研究者也会使用已经发表的文献或者征求卫生保健专业人士的意见作为他们信息的来源。因为更加全面地收集了信息，这样的做法也更为合理（确证从患者那里收集到的主要信息);但是不能仅仅根据这些信息就进行下一步的评估。应坚持从患者本人那里寻找信息,直至从他人处不再可以发现新的信息为止。

一旦收集了主要的信息,就需要将影响患者生活质量的不同层面的相关问题归类合并到单个条目的描述中。即便如此,到此阶段,通常仍然还会有一长串条目。下一个挑战是使用这些信息作为问卷的基础。利用多种不同的方法可以将这些信息归类为能够反映患者视角的真实状态的问卷。

一种可行的方法,是确定彼此密切相关的条目:当一个条目的变化,无论其存在与否都可以被其他保留的条目的变化准确反映时,这个条目可以被舍弃。不断重复这一过程,直至条目的数量符合实际需要,或者不再能够发现彼此密切相关的条目为止。这个听起来非常科学合理的方法的缺陷是最后保留的条目可能不够全面或者难以被患者所接受。由于舍弃了某些密切相关的方面,患者可能会感觉问卷缺乏对主题的全面的理解。

另一种方法可能具有更大的表面效度,但统计方面不尽如人意。先将"长清单"中的条目分为不同的因子,将相似的条目合并为一组,例如所有有关工作或者个人关系的条目。每个因子中条目的数量可以通过前述的方法减少,这样至少确保患者可以适当地看到各种问题;或者将简单的条目主观地合并为包含多层概念的复杂问题,从而减少不同因子中条目的数量。

一旦确定了问题清单,就可以着手编写调查问卷的草稿。必须明确问题的时间基点:如果该问卷拟用于发现干预后的临床变化,则时间间隔需要简短。

验证方法

问卷初稿必须提前在一些患者中试用,以评价其可读性并有助于发现其他明显的缺陷。修正后需要进行第 2 次类似的检查,以确定所有的修改都很恰当。一旦确定了最终版本,就可以开始进行内部和外部信度的验证。

通过因素分析,进行内部信度的效验以确定这些问题是否处于同一维度以及是否可以用一个分值进行合理地合并,或者问卷结构中是否存在独立的主题。内部一致性也可以由克朗巴哈系数 α(Cronbach's alpha)确定。

外部信度的效验包括建立重测信度、明确其与先前经过验证的已经存在的其他类似的方法的相关性、证实新方法能够根据临床状况的变化而适当变化的过程。

重测信度是指为了确保问卷易于理解且足够具体,以确保即使经过短暂间隔后,同一患者对同一问卷的回答也仍然高度一致。需要一定数量的病情稳定的患者完成两次问卷,间隔的时间不能太久,以免患者的生活状况发生变化;但也不能过于短暂,以免患者重测时仍能记得第 1 次的回答。两者权衡,一般选择间隔 3~7 天。

通过评估生活质量得分、人口学因素及其他同时使用的方法之间的相关性,确定建构效度。如果存在可比性,可以与现有的其他方法建立关联。例如,对于一个新的特定疾病的量表,可以在同一人群中与包含了类似概念的特异性皮肤病量表进行比较。制定一套全新概念的生活质量量表并非易事,例如当首次提出建立评估特应性皮炎对患儿家庭影响的方法时(Lawson et al.,1998)。

若要使用一个量表作为干预措施(例如新疗法)后的疗效指标,其对变化的敏感性是基本要素。需要在起草的问题,特别是在内隐的说明中明确地提醒读者,指出这些问题与特定时期内疾病的影响有关。时间区间的确定影响量表的使用频率。举例说明,如果所有问题都与患者过去一个月的经历有关,该问卷不适合用于评价一个可以快速起效的新疗法在一周后对患者生活质量的影响。问卷内对于时间区间的定义应该统一：将与上周有关的问题与人生体验这类开放性问题混为一谈的做法是不恰当的，前者对变化敏感，后者对变化不敏感。在明确有效可以缓解病情的干预措施的前后填写问卷，可以确定问卷反映变化的能力。

可用的方法学

过去的 20 年，编制了多种类型的可用于皮肤病患者的问卷：下文主要包括了使用最为广泛的部分，但并不全面，许多曾经或者正应用于皮肤科的通用健康评估方法未在本章罗列范围之内。

皮肤病专用量表：成人

- 皮肤病生活质量指数（Dermatology Life Quality Index，DLQI）（Finlay & Khan, 1994; Lewis & Finlay, 2004）
- 皮肤指数（Skindex）（Chren et al., 1996）
- 皮肤病专用生活质量（Dermatology-Specific Quality of Life）（Anderson & Rajagopolan, 1997）
- 皮肤病生活质量量表（Dermatology QoL Scales）（Morgan et al., 1997）
- Freiberg 生活质量评价（Freiberg Life Quality Assessment）（Augustin et al., 2004）

皮肤病专用量表：儿童

- 儿童皮肤病生活质量指数（Children's Dermatology Life Quality Index, CDLQI）（Lewis-Jones & Finlay, 1995）
- 儿童皮肤病生活质量指数（Children's Dermatology Life Quality Index, CDLQI）（Cartoon version）（Holme et al., 2003）

疾病专用量表

银屑病

- 银屑病伤残指数(Psoriasis Disability Index,PDI)(Finlay & Kelly,1987;Lewis & Finlay,2004)
- 银屑病生活压力量表(Psoriasis Life Stress Inventory,PLSI)(Gupta & Gupta,1995)
- Salford 银屑病指数(Salford Psoriasis Index,PSI)(Kirby et al.,2000)
- 银屑病生活质量量表(Psoriasis Quality of Life scale,PSORIQoL)(McKenna et al.,2003)

特应性皮炎

- 婴儿皮炎生活质量指数(Infant's Dermatitis QoL Index,IDQOL)(Lewis-Jones et al.,2001)
- 皮炎家庭影响问卷(Dermatitis Family Impact Questionnaire)(Lawson et al.,1998)
- 特应性皮炎生活质量指数(QoL Index for Atopic Dermatitis,QoLIAD)(Whalley et al.,2004)

痤疮

- 痤疮伤残指数(Acne Disability Index,ADI)(Motley & Finlay,1989)
- 卡迪夫痤疮伤残指数(Cardiff Acne Disability Index,CADI)(Motley & Finlay,1992)
- 痤疮的心理和社会影响评价(Assessment of the Psychological and Social Effects of Acne)(Layton,1994)
- 痤疮专用生活质量问卷(Acne-Specific Quality of Life Questionnaire,Acne-QoL)(Girman et al.,1996;Martin et al.,2001)
- 痤疮生活质量量表(Acne Quality of Life Scale)(Gupta et al.,1998)

其他疾病专用量表

- 慢性静脉功能不全（FLQA）（Augustin et al., 1997）
- 人类免疫缺陷病毒感染者的皮肤病（HIV-DERMDEX）（Aftergut et al., 2001）
- 黄褐斑（MELASQOL）（Balkrishnan et al., 2003）
- 斑秃（WAA-QOL）（Dolte et al., 2000）
- 头皮皮炎（Scalpdex）（Chen et al., 2002）

方法学的关键综述

面对数量激增的各种评估皮肤病生活质量的方法，有作者根据不同的标准对已发表的问卷进行了回顾和评价（Finlay & Ryan, 1996；Finlay, 1997；de Korte et al., 2002, 2004）。

方法的使用

过去十几年来，皮肤科开始广泛评估生活质量。如果要举例说明这类量表在临床中的应用，典型的莫过于由本小组编制的 DLQI 在近期的使用经验。

治疗

目前在新药的临床试验中，制药公司普遍使用生活质量作为评估结局的次要终点指标。例如近期德国的一项研究表明，外用吡美莫司乳膏治疗成人特应性皮炎，和主要临床指标一样，患者的生活质量得到了显著改善（Meurer et al., 2004）。韩国学者外用他克莫司乳膏治疗成人及儿童的特应性皮炎也取得了类似改善的效果(Won et al., 2004)。

健康服务研究

银屑病的治疗方法多种多样,不同的卫生保健系统提供的方法不尽相同。一些斯堪的纳维亚国家为患者提供气候疗法——到南方阳光充足的地区接受治疗。应该对这些方法进行评估。近期一项研究显示(Mork et al., 2004):在土耳其进行治疗的挪威银屑病患者的疾病严重程度和生活质量评分均明显改善。

流行病学:全国调查

DLQI易于填写而无需特别的说明,适用于大规模的流行病学调查。瑞典对鱼鳞病患者的调查显示:不同类型的鱼鳞病患者的生活质量评分存在显著的差异(Ganemo et al., 2004)。在长期研究中,可连续评估生活质量以观察疾病的远期影响,正如在澳大利亚(Jenner et al., 2004)对特应性皮炎患者进行的为期一年的前瞻性研究中,结果发现在经济等方面疾病对患者造成显著的影响。

患者与疾病的相互作用

罹患其他疾病的女性患者常常会夸大症状,但针对皮肤病感受的性别依赖性的差异却鲜有报道。瑞典研究了特应性皮炎患者自我报告的负面情绪在不同性别之间的差异,相对于男性,皮疹位于可见部位对女性的影响更为显著(Holm et al., 2004)。

DLQI效度研究的进展

在特定的疾病和不同的文化中验证皮肤病通用评估方法的效度非常重要。两个分别包括418例和439例慢性特发性荨

麻疹患者的美国多中心研究（Lennox & Leahy，2004）证明 DLQI
有效、可靠，是适合临床应用的评估方法。

伊朗对 70 例白癜风患者的研究，同样显示 DLQI 具有很
好的效度（Aghaei et al.，2004），皮损只累及遮盖部位和累及
遮盖与暴露部位的患者的人际关系因子部分的得分存在显著
差异。

波兰语版 DLQI 具有很好的信度和内部一致性（Szepietowski
et al.，2004），使之可以在波兰应用。目前至少已经有 22 种语言
版本的 DLQI 可供使用。

心理学症状与依从性

土耳其学者调查了痤疮患者的生活质量与皮损的严重程
度和焦虑、抑郁之间的关系（Yazici et al.，2004）。这项纳入了 61
例患者的研究显示，与对照组相比，患者抑郁障碍的风险增加。
痤疮对生活质量的影响越严重，患者焦虑和抑郁的水平越高。
丹麦的研究也证实了生活质量受损与心理学症状之间的关系。
该研究包括 333 名皮肤科门诊患者、172 名住院患者和 293 名
匹配的对照组（Zachariae et al.，2004），使用 DLQI 所反映的生活
质量高度受损是心理学症状的主要预测指标。

对 100 名手部湿疹患者使用 DLQI 和健康状况调查问卷
SF-36 进行研究（Wallenhammar et al.，2004），在躯体健康评估方
面，两者的结果高度一致，但对于心理健康，研究者认为在该组
患者中，SF-36 比 DLQI 更为适合。

通过使用生活质量量表还可以了解皮肤病患者对治疗的
依从性。201 名银屑病患者在治疗前和治疗 3 个月后分别接
受评估，将实际治疗情况与最初的治疗期望进行对比后发现用
药的依从性与生活质量受损之间存在负相关：皮损位于面部以
及皮损分布广泛者的服药依从性更低（Zaghloul & Goodfield，
2004a）。由于可以更早地识别治疗依从性差的患者，该结果有

助于推动形成适当的策略,以尽量提高这些患者治疗的依从性。该研究同时显示,与护士主导的护理中心相比,在医生管理的银屑病门诊就诊的患者依从性更好,DLQI 评分更低(即生活质量较好)(Zaghloul & Goodfield,2004b)。

影响生活质量的因素

瑞典的一项研究通过邮寄 DLQI 问卷评估受访皮肤病患者的生活质量,同时记录可能影响患者生活质量感受的因素(Uttjek et al.,2004)。对生活质量影响最大的因素是皮疹的广布范围和存在关节症状;另一个指标是由于距离治疗场所较远而中断治疗。

进一步研究的挑战

英国全党议会皮肤小组的报告提出了对皮肤病生活质量评估领域深入研究的必要性(工党,2003)。"考虑经费以资助研发和使用皮肤病对个体影响的评估方法。需要进一步研究对重大人生决策及其对个人发展的长远影响和对个人生活质量的影响。应该为研究罕见病的心理和社会影响提供经费"。该小组明确设定的目标有望推动对相关研究领域的资助。

自从被引入皮肤科 20 年来,生活质量评估常常用于各种研究,却极少在常规的临床实践中发挥作用。如前文所述,临床医生很难准确地估计患者受其皮肤疾病所累的程度:快速、简单、准确的评估方法有望为临床决策提供依据。生活质量评估未能被临床广泛使用的原因主要包括评估得分不易理解、难以和临床实际相结合。尽管现在已经可以知晓 DLQI 的评估结果与意义(Hongbo et al.,2004),但其他评估方法的结果尚未全部公布。经过验证的 DLQI 的分数等级与简单的描述性术语,有助于医生、甚至包括患者及时地参考问卷结果指导决策。然而，尚需更多的数据来理解分数区间与决策类型之间的关系。针对银屑病的初步数据表明，在常规的临床实践中，决策类型与患者生活质量受损之间存在相关性（Katagumpola et al.，2004）。对于最常见的炎症性皮肤病，则需要更多的信息。其他评估方法在被恰当地运用于临床前，也有必要寻找类似的数据。

未来几年内，原本已经很复杂的炎症性皮肤病的治疗可能会变得更加令人困惑。目前，随着几种系统性生物制剂的出现，中重度银屑病的治疗将出现重大变化。在这些药物的研发过程中，收集了生活质量数据，主要使用 DLQI。纳入生活质量受损程度的研究方案可能有助于指导临床医生合理地使用这些生物制剂、现有药物以及需要开发的药物。

截至目前，皮肤科定义疾病程度的尝试都集中在量化症状和体征的公式上（Finlay，1996b）。现在逐渐开始接受从患者的视角理解疾病，对生活质量的影响与疾病严重程度同等重要，将生活质量评估整合入定义疾病活动度的标准评估方案，在这一方面，生活质量问卷具有潜力。例如用十分法来定义当前银屑病严重程度的建议（Finlay，2005）：当前重度银屑病 = 受累体表面积（Body Surface Area affected，BSA）>10% 或银屑病面积和严重程度指数（Psoriasis Area and Severity Index，PASI）>10 或 DLQI>10。如此相对简单的概念将进一步强调生活质量在患者评估中的重要性：其他炎症性皮肤病也需要包含生活质量信息的疾病严重程度的概念。

皮肤科领域发表的绝大多数生活质量的研究均与成人相关。尽管有几种通用的皮肤病量表，尽管有数百篇讨论其应用的文献，与儿童生活质量研究有关的信息却依然不够全面。与成人 DLQI（Lewis & Finlay，2004）极为广泛地使用相比，目前仅有 13 篇完整的文献、21 篇摘要描述了第一个儿童皮肤病专用评估量表（CDLQI）的使用（www.ukdermatology.co.uk.，2004）。随着儿童的发育,其理解水平迅速变化,其日常活动也并不相同,设计儿童生活质量量表面临着诸多困难,这个领域也仍然极富挑战。

对儿童生活质量的评估未能受到和成年人一样的重视,其他几个重要年龄组人群受到的关注甚至更少。青少年的生活方式和关注点往往与儿童及成人不同。他们的特殊需求有时会被忽视,需要用新的方法来评估皮肤病对这个年龄段人群的影响。高龄老人也有截然不同的生活方式,比如更多地依靠他人支持以及随着阅历和年龄的磨砺形成的独特的价值观念,其对生活中不同方面的重视程度不尽相同。和其他临床学科一样,在皮肤科,对高龄老人进行临床决策时也需要采取不同的风险 / 获益分析。例如,高龄老人在使用甲氨蝶呤时,长期副作用的风险将不再重要。进一步了解该组患者对生活质量的态度有助于作出更恰当的临床决策。

尽管有证据表明,在某些情况下,使用通用量表可能会补充皮肤病专用量表所未获取的信息,但通用健康问卷如 SF-36 或 EuroQoL-5 不能充分地反映出皮肤病患者所经历的特殊的生活质量问题(Wallenhammar et al.,2004)。总的来说,在设计通用健康问卷时,并未具体考虑皮肤病患者的体验。影响资源分配的国家机构在比较不同类型疾病的权重,例如在构建质量调整生命年(quality adjusted life years,QALY)的数据时,会使用包括以上这些通用量表在内的方法,从皮肤科角度看未免有些遗憾。长此以往,将对皮肤病患者不利。因此,与其他系统疾病相比,为了最大限度地反映出皮肤病对患者造成的影响,需要进一步深入研究将 DLQI 等皮肤病专用量表与其他通用的评估方法相结合的方法。

研究皮肤病生活质量的远期目标是促进临床实践常规决策时考虑患者的生活质量。

利益声明

A.Y. Finlay 教授是 DLQI、CDLQI、ADI、CADI、IDQOL 和 DFI 的联合版权所有者。他的部门从这些量表的使用中获得部分收入。关于评估方法的更多信息详见：www.dermatology.org.uk。

（王海红 译，张海萍 校）

参考文献

Aftergut, K., Carmody, T., & Cruzm, P.R. (2001). Use of the HIV-DERMDEX quality-of-life instrument in HIV-infected patients with skin disease. *International Journal of Dermatology*, **40**, 472–484.

Aghaei, S., Sodaifi, M., & Jafari, P., et al. (2004). DLQI scores in vitiligo: reliability and validity of the Persian version. *BMC Dermatology*, **4**, 8.

Anderson, R.T., & Rajagopolan, R. (1997). Development and validation of a quality of life instrument for cutaneous diseases. *Journal of the American Academy of Dermatology*, **36**, 41–50.

Augustin, M., Dieterle, W., & Zschocke, I., et al. (1997). Development and validation of a disease-specific questionnaire on the quality of life of patients with chronic venous insufficiency. *VASA*, **26**, 291–301.

Augustin, M., Lange, S., Wenninger, K., Seidenglanz, K., Amon, U., & Zschocke, I. (2004). Validation of a comprehensive Freiburg Life Quality Assessment (FLQA) core questionnaire and development of a threshold system. *European Journal of Dermatology*, **14**, 107–113.

Balkrishnan, R., McMichael, A.J., & Camacho, F.T., et al. (2003). Development and validation of a health-related quality of life instrument for women with melasma. *British Journal of Dermatology*, **149**, 572–577.

Committee on rating of mental and physical impairment; guides to evaluation of permanent impairment. (1970). *Journal of American Medical Association*, **211**, 106–112.

Chen, S.C., Yeung, J., & Chren, M-M. (2002). Scalpdex a quality of life instrument for scalp dermatitis. *Archives of Dermatology*, **138**, 803–807.

Chren, M-M, Lasek, R.J., Quinn, L.M., Mostow, E.N., & Zyzanski, S.J. (1996). Skindex, a quality-of-life measure for patients with skin disease: reliability, validity and responsiveness. *Journal of Investigative Dermatology*, **107**, 707–713.

de Korte, J., Mombers, F.M.C., & Sprangers, M.A.G., et al. (2002). The suitability of quality of life questionnaires for psoriasis research: a systematic literature review. *Archives of Dermatology*, **138**, 1221–1227.

de Korte, J., Sprangers, M.A.G., & Mombers, F.M.C., et al. (2004). Quality of life in patients with psoriasis: a systematic literature review. *Journal of Investigative Dermatology Symposium Proceedings*, **9**, 140–147.

Dolte, K.S., Girman, C.J., & Hartmaier, S., et al. (2000). Development of a health-related quality of life questionnaire for women with androgenic alopecia. *Clinical and Experimental Dermatology*, **25**, 637–642.

Finlay, A.Y. (1996a). Measures of the effect of severe atopic eczema on quality of life. *Journal of the European Academy of Dermatology and Venereology*, **7**, 149–159.

Finlay, A.Y. (1996b). Measurement of disease activity and outcome in atopic dermatitis. *British Journal of Dermatology*, **135**, 509–515.

Finlay, A.Y. (1997). Quality of life measurement in dermatology: a practical guide. *British Journal of Dermatology*, **136**, 305–314.

Finlay, A.Y. (2005). Current severe psoriasis and the rule of tens. *British Journal of Dermatology*, **152**, 861–867.

Finlay, A.Y., & Coles, E.C. (1995). The effect of severe psoriasis on the quality of life of 369 patients. *British Journal of Dermatology*, **132**, 236–244.

Finlay, A.Y., & Kelly, S.E. (1985). Psoriasis: an index of severity. *Scottish Medical Journal*, **30**, 266.

Finlay, A.Y., & Kelly, S.E. (1987). Psoriasis – an index of disability. *Clinical and Experimental Dermatology*, **12**, 8–11.

Finlay, A.Y., & Khan, G.K. (1994). Dermatology Life Quality Index (DLQI): a simple practical measure for routine clinical use. *Clinical and Experimental Dermatology*, **19**, 210–216.

Finlay, A.Y., & Ryan, T.J. (1996). Disability and handicap in dermatology. *International Journal of Dermatology*, **35**, 305–311.

Finlay, A.Y., Khan, G.K., Luscombe, D.K., & Salek, M.S. (1990). Validation of Sickness Impact Profile and Psoriasis disability Index in psoriasis. *British Journal of Dermatology*, **123**, 751–756.

Ganemo, A., Sjoden, P.O., & Johansson, E., et al. (2004). Health-related quality of life among patients with ichthyosis. *European Journal of Dermatology*, **14**, 61–6.

Girman, C.J., Hartmaier, S., & Thiboutot, D., et al. (1996). Evaluating health-related quality of life in patients with facial acne: development of a self-administered questionnaire for clinical trials. *Quality of Life Research*, **5**, 481–490.

Gupta, M.A., & Gupta, A.K. (1995). The Psoriasis Life Stress Inventory: a preliminary index of psoriasis-related stress. *Acta Dermato-Venereologica*, **75**, 240–243.

Gupta, M.A., Johnson, A.M., & Gupta, A.K. (1998). The development of an acne quality of life scale: reliability, validity and relation to subjective acne severity in mild to moderate acne vulgaris. *Acta Dermato-Venereologica (Stockh)*, **78**, 451–456.

Holm, E.A., Esmann, S., & Jemec, G.B.E. (2004). Does visible atopic dermatitis affect quality of life more in women than in men? *Gender Medicine*, **1**(2), 125–130.

Holme, S.A., Mann, I., Sharpe, J.L., Dykes, P.J., Lewis-Jones, M.S., & Finlay, A.Y. (2003). The Childrens' Dermatology Life Quality Index: validation of the cartoon version. *British Journal of Dermatology*, **148**, 285–290.

Hongbo, Y., Thomas, C.L., Harrison, M.A., Salek, M.S., & Finlay, A.Y. (2004). Translating the science of quality of life into practice: what do Dermatology Life Quality Index scores mean? *British Journal of Dermatology*, **151** (**Suppl. 68**), 46.

Jenner, N., Campbell, J., & Marks, R. (2004). Morbidity and cost of atopic eczema in Australia. *Australasian Journal of Dermatology*, **45**, 16–22.

Kelly, S.E., & Finlay, A.Y. (1987). Psoriasis – an index of disability. *Clinical and Experimental Dermatology*, **12**, 8–11.

Koller, M., & Lorenz, W. (2002). Quality of Life; a deconstruction for clinicians. *Journal of the Royal Society of Medicine*, **95**, 481–488.

Katagumpola, R.P., Hongbo, Y., & Finlay, A.Y. (2004). The relationship between patient-rated quality of life and clinicians' management decisions in psoriasis – a prospective study. *Journal of Investigative Dermatology*, **123(2)**: A70.

Kirby, B., Fortune, D.G., & Bhushan, M., et al. (2000). The Salford Psoriasis Index: an holistic measure of psoriasis severity. *British Journal of Dermatology*, **142**, 728–732.

Lawson, V., Lewis-Jones, M.S., Finlay A.Y., Reid, P., & Owens, R.G. (1998). The family impact of childhood atopic dermatitis: the Dermatitis Family Impact Questionnaire. *British Journal of Dermatology*, **138**, 107–113.

Layton, A.M. (1994). Psychological assessment of skin disease. *Interfaces in Dermatology*, **1**, 9–11.

Lennox, R.D., & Leahy, M.J. (2004). Validation of the Dermatology Life Quality Index as an outcome measure for urticaria-related quality of life. *Annals of Allergy Asthma and Immunology*, **93**, 142–146.

Lewis, V.J., & Finlay, A.Y. (2004). Ten years experience of the Dermatology Life Quality Index (DLQI). *Journal of Investigative Dermatology Symposium Proceedings*, **9**, 140–147.

Lewis, V.J., & Finlay, A.Y. (2004). Two decades' experience of the Psoriasis Disability Index. *Dermatology*, **151(68)**, 50–51.

Lewis-Jones, M.S., & Finlay, A.Y. (1995). The Children's Dermatology Life Quality Index (CDLQI): initial validation and practical use. *British Journal of Dermatology*, **132**, 942–949.

Lewis-Jones, M.S., Finlay, A.Y., & Dykes, P.J. (2001). The Infants' Dermatitis Quality of Life Index. *British Journal of Dermatology*, **144**, 104–110.

Littenberg, B., Partilo, S., & Licata, A., et al. (2003). Paper standard gamble: the reliability of a paper questionnaire to assess utility. *Medical Decision Making*, **23**, 480–488.

Martin, A.R., Lookingbill, D.P., & Botek, A., et al. (2001). Health-related quality of life among patients with facial acne – assessment of a new acne-specific questionnaire. *Clinical and Experimental Dermatology*, **26**, 380–385.

McKenna, S.P., Cook, S.A., & Whalley, D., et al. (2003). Development of the PSORIQoL, a psoriasis-specific measure of quality of life designed for use in clinical practice and trials. *British Journal of Dermatology*, **149**, 323–331.

Meurer, M., Fartasch, M., & Albrecht, G., et al. (2004). Long-term efficacy and safety of pimecrolimus cream 1% in adults with moderate atopic dermatitis. *Dermatology*, **208**, 365–372.

Morgan, M., McCreedy, R., Simpson, J., & Hay, R.J. (1997). Dermatology quality of life scales: a measure of the impact of skin diseases. *British Journal of Dermatology*, **136**, 202–206.

Mork, C., Ozek, M., & Wahl, A.K. (2004). Treatment of leisure? Climate therapy of patients with psoriasis and psoriatic arthritis. *Tidsskr Nor Laegeforen*, **124**, 60–62.

Motley, R.J., & Finlay A.Y. (1989). How much disability is caused by acne? *Clinical and Experimental Dermatology*, **14**, 194–198.

Motley, R.J., & Finlay, A.Y. (1992). Practical use of a disability index in the routine management of acne. *Clinical and Experimental Dermatology*, **17**, 1–3.

Nichol, M.B., Margoilies, J.E., Lippa, E., Rowe, M., & Quell, J. (1996). The application of multiple quality of life instruments in individuals with mild-to-moderate psoriasis. *Pharmacoeconomics*, **10**, 644–653.

Robinson, H.M. (1973). Measurement of impairment and disability in dermatology. *Archives of Dermatology*, **108**, 207–209.

Sampogna, F., Sera, F., & Abeni, D., et al. (2004). Measures of clinical severity, quality of life, and psychological distress in patients with psoriasis: a cluster analysis. *Journal of Investigative Dermatology*, **122**, 602–607.

Sartorius, N. (1993). A WHO method for the assessment of health-related quality of life. In: S.R. Walker, & R.M. Rosser (Eds.), *Quality of Life Assessment: Key Issues in the 1990s*. London: Kluwer Academic Publishers, pp. 201–207.

Schiffner, R., Schiffner-Rohe, J., Gerstenhauer, M., Hofstadter, F., Landthaler, M., & Stolz, W. (2003). Willingness to pay and time trade-off: sensitive to changes of quality of life in psoriasis patients. *British Journal of Dermatology*, **148**, 1153–1160.

Szepietowski, J., Salomon, J., & Finlay, A.Y., et al. (2004). Dermatology Life Quality Index (DLQI): Polish version. *Dermatologia Kliniczna*, **6**, 63–70.

Uttjek, M., Dufaker, M., & Nygren, L., et al. (2004). Determinants of quality of life in a psoriasis population in northern Sweden. *Acta Dermato-Venereologica*, **84**, 37–43.

Wallenhammar, L.-M., Nyfjall, M., & Lindberg, M., et al. (2004). Health-Related quality of life and hand eczema – a comparison of two instruments, including factor analysis. *Journal of Investigative Dermatology*, **122**, 1381–1389.

Whalley, D., McKenna, S.P., & Dewar, A.L., et al. (2004). A new instrument for assessing quality of life in atopic dermatitis: international development of the Quality of life Index for Atopic Dermatitis (QoLIAD). *British Journal of Dermatology*, **150**, 274–283.

Whitmore, C.W. (1970). Cutaneous impairment, disability and rehabilitation. *Cutis*, **6**, 106–112.

Won, C.H., Seo, P.G., & Park, Y.M., et al. (2004). A multicenter trial of the efficacy and safety of 0.03% tacrolimus ointment for atopic dermatitis in Korea. *Journal of Dermatological Treatment*, **15**, 30–34.

Working Party. (2003). *Report on The Enquiry into the Impact of Skin Diseases on People's Lives*. All Party Parliamentary Group on Skin, London.

World Health Organisation. (1980). *International classification of impairments, disabilities, and handicaps*. Geneva.

www.ukdermatology.co.uk (2004) (accessed 9 October 2004).

Yazici, K., Baz, K., & Yazici, A.E., et al. (2004). Disease-specific quality of life is associated with anxiety and depression in patients with acne. *JEADV*, **18**, 435–439.

Zachariae, R., Zachariae, C., & Ibsen, H.H.W., et al. (2004). Psychological symptoms and quality of life of dermatology outpatients and hospitalised dermatology patients. *Acta Dermato-Venereologica*, **84**, 205–212.

Zaghloul, S.S., & Goodfield, M.J.D. (2004a). Objective assessment of compliance with psoriasis treatment. *Archives of Dermatology*, **140**, 408–414.

Zaghloul, S.S., & Goodfield, M.J.D. (2004b). The influence of nurse education clinics as a supplementary technique on compliance in psoriasis. *British Journal of Dermatology*, **151**(**Suppl. 68**), 51.

Zug, K.A., Littenberg, B., & Baughman, R.D., et al. (1995). Assessing the preferences of patients with psoriasis. *Archives of Dermatology*, **131**, 561–568.

心身性皮肤病的含义

Carl Walker

引言

　　20 年来,美容外科、塑身减肥以及时尚和化妆品行业的发展突飞猛进。"形象产业"竭尽全力地向更广泛的市场出售与美有关的产品,这是一个价值数百万英镑的大市场,但无形间却增加了许多与身体美学标准无缘的普通人的心理压力。特别是在西方世界,我们看到的广告传递着"有吸引力的人受欢迎、快乐、成功、有趣,并总是受人爱戴和崇拜"的信息(Papadopoulos & Walker, 2003)。这一感受在看宣传有祛痘功效的面部清洁或磨砂产品的广告时尤为突出,广告上故意将有或没有皮肤病的社会成功人士进行对比。与此同时,完美的妆容和身体也极少与那些正在经历皮肤问题的人联系在一起,所以皮肤病患者往往自视为最小众的群体。心理健康工作者尽力弱化的信息和理念却被当代的广告业拿来用作推销产品的理念,比如:直到皮肤病彻底治愈后你才可以掌控自己的生活;与周围没有皮肤病的人相比,自我价值降低。皮肤病患者对其行为和外表的社会差别特别敏感,这一点很容易理解。患者对疾病观念的形成,受到他/她所接受的文化信息的影响(Papadopoulos & Bor, 1999)。

　　正如本书所展示的内容,心身性皮肤病学涉猎的领域相当广泛,从学术研究一直到皮肤病对患者的影响。作为本书的总结,本章汇集了一些最新的研究成果并形成了理论框架,强调理解患者对其皮肤病所持的看法的重要性。为了更好地归纳前述章节所提及的理论,采用了日常口语化的表达,以期形象地阐明皮肤病对患者的影响。本章还涉及心身性皮肤病学作为交叉学科及其在未来的作用,强调医疗卫生专业人员应不断实践更新的心理学知识。

皮肤病的理论框架:患者对自身的皮肤病了解多少?

皮肤病患者的心理学是一个相对冷门的研究领域,因此很多方面的概念依然相对模糊。我们已经基本涵盖了皮肤病可能对个人及其社会系统产生的社会心理影响,但同样重要的是,患者表现其疾病的方式。了解皮肤病的这些表现形式有助于更好地理解患者治疗的依从性、行为适应性、对人际关系的影响、皮肤病患者应对反复发作的疾病的方式以及本书探讨的皮肤病体验的许多重要方面。然而对于患者如何从多个认知维度来概念化其疾病这个问题,仍然知之甚少。文献表明,皮肤病患者的心理困扰水平普遍较高,更重要的是,同样有证据表明个体间的差异相当显著。几项研究已经发现疾病的严重程度与心理功能状态之间仅存在微弱的相关关系(Finlay et al.,1990;Fortune et al.,1997,2002)。如前所述,对于皮肤病的起源和持续原因的说法多种多样,并且在不同的文化中可能有所不同。已证明患者对其疾病表现形式的观念影响其就医行为。门诊服务的使用、疾病相关的痛苦、失能、回避和采取的遮掩行为都是常见的与社交焦虑相关的适应性对策,而且很大程度上取决于患者展现其疾病的方式。

事实上,儿童的皮肤问题还可能影响亲子关系。婴儿皮肤的状态、母亲本人对皮肤病和身体外观的看法及态度不尽相同,母亲之间对待皮肤问题的反应也存在显著的差异(Walters, 1997)。面对疾病,一些母亲表现为对孩子的过度保护和纵容,而另一些母亲可能会感觉疾病影响了她与孩子的联结,甚至可能导致极度的痛苦。此外,最近为儿童编制的疾病认知问卷(Illness Perception Questionnaire)显示,儿童对其皮肤问题的表现方式也相当重要(Walker et al.,2004)。

Schober 和 Lacroix (1991) 认为,作为健康和疾病解释框架的当代疾病模型的根本基础,依然植根于经典的古希腊的希波克拉底医学。现在认为,识别(症状)、病因、后果、可否治愈和时间表是疾病表现形式的主要特征(Leventhal et al.,1997),这几个属性彼此之间的关联并不密切,只是客观问题或相关风险的定义。

对许多患者来说,疾病表现的每一个特征都可以引起强烈的情感反应。这些反应可以被抽象的标签(例如白癜风)或者是具体的表现(皮肤色素脱失)所激发,我们可以将患者用来解释其疾病表现形式的信息来源分为 3 个(Leventhal et al.,1984),分别是:

- 当下文化中关于疾病的广义的信息库。
- 通过社交或直接从他人,尤其是专业人士处所获得的信息。
- 个体自身的患病经验。当地家庭与医疗照护系统的文化、大众传媒、与其他公开的患者状态的比较以及个人自身对于疾病及治疗的感受。

更早之前,Leventhal 等(1984)明确了多种疾病表现形式中共有的 4 个主要属性。

识别

识别疾病是否存在的指标:皮肤病可以出现疼痛和瘙痒的

症状,可以表现为溃疡或出血,也可能被贴上湿疹或银屑病等抽象的标签。正确地识别非常重要,因为症状的含义和解释会影响个人处理症状的方式。如果患者错误地将皮肤上的白色病变当作皮肤癌而非一般的皮疹或损伤看待,有可能产生不同的反应。这在其求治过程中尤为重要。

后果

与患者感知到的疾病在生理、情感、社会和经济上的后果有关。对自己病情的健康风险持悲观看法的人,可能不太会寻求治疗,这主要取决于他们疾病的严重程度。

病因

引起疾病的原因可以有多种形式,包括由于个人行为(如搔抓、不良的饮食习惯)、环境中的病原体(细菌或病毒)或遗传因素。慢性、复发性疾病,如银屑病和白癜风患者对加重其自身疾病的事件、行为和物质等,往往会形成自己的疾病观念,有时会导致一些奇怪甚至危险的反应。例如,白癜风是由白色食物引起的这种错误的观念会导致白癜风患儿的家长让孩子忌食某些必需食物,这一行为的后果可能会对儿童的健康产生长期负面的影响。

时间表

涉及患者对疾病或威胁发展的自我感知的大体的时间范

围。这个时间范围贯穿于疾病表现形式的各个方面,在患者定
义疾病和概念化方面至关重要。刚刚被诊断银屑病的患者可能
会根据他们了解到的信息,推测这种状况是暂时性的,在不久的
将来应该可以消退。这可能会促发一系列的短期逃避行为,旨
在掩盖皮肤异常的状况。然而,未能重新康复可能会使这些回
避和遮掩慢慢地演变成根深蒂固的行为。

　　在以上这些属性的基础上,Lau 和 Hartmann(1983)又增加
了可否治愈或可控性的属性,所有这些属性在皮肤病患者如何
表现和应对自己疾病的方式上起到至关重要的作用。关于疾
病的发生、加重的因素以及如何最好地治疗,人们倾向于形成
和依赖自己的直觉(Leventhal et al.,1984;Weinman et al.,1996;
Affleck et al.,1997)。了解患者对疾病的认知非常重要,其作用
不容低估。我们将在下一节看到,在对患者的实际感受和病耻
感中,这些因素都起到了重要的作用。

个人疾病观念的重要性和皮肤病的病耻感

　　和许多其他疾病相比,由于常常可以被其他人看到,从某
种程度上说,皮肤病更加独特。本书的多处内容都聚焦感知病
耻感(felt stigma),即患者所感知到的羞耻。由于皮肤病本身以
及一些相关的行为和应对策略具有强化对疾病明显的负性、偏
差的概念化认知的倾向,皮肤病患者同样经历真实的羞耻和歧
视,即实际病耻感(enacted stigma)。

　　感知病耻感对皮肤病患者和卫生专业人员来说至关重要,
但暴露的皮肤病在某种程度上被异常对待的实际病耻感的情
况其实更为常见。正如 Ginsberg 等指出(1993),在一项研究中,
19% 的患者报告曾经历过明显的歧视:明确地被告知需要离开
餐馆、游泳池、健身俱乐部或理发店,越来越多的证据表明许多

人对明显有皮肤病的人含蓄地持有负面态度(不因社会期望而改变的态度)(Grandfield et al.,2004)。

很多患者在年幼时就经历了皮肤病问题,或者,至少在他们的印象中认为疾病始于幼年,所以早年同伴的反应极为重要。由于儿童和青少年不会认真地反思所接受的信息,他们更容易受到电视和杂志的影响(Papadopoulos & Walker,2003)。特别是那些对"与众不同的身体"没有自身感受的孩子,主要依赖电视"填补"他们的知识空白。许多孩子不能像成年人一样深刻地理解皮肤病和损容的含义,因此他们对损容的人常常做出不恰当的反应。儿童的社会经验不如成年人丰富,所以他们对待儿童皮肤病患者的态度令患儿的遭遇要比成人患者差很多。与成年人不同,出于童言无忌,孩子们的行为更容易无遮拦,因此皮肤病患儿在孩童时期的实际病耻感更加令其痛苦。孩子们常常会紧盯一个看起来不同的同龄人,有时会针对具体瑕疵进行嘲笑甚至霸凌。如果我们能够了解成年人对于皮肤病误解的广泛程度,那么就可以发现儿童了解的知识更不准确。事实上,相当多儿童时期罹患过皮肤病的成年人对当年自己与同龄人互动经历的回忆,都充满创伤(Richardson,1997)。

虽然已经有足够的研究表明,外表的缺陷确实会让人产生消极的反应(Papadopoulos et al.,1999),却极少有人推测这一现象产生的原因。Robinson 等(1996)提出了 3 种可能的解释,分别是:

• 消极反应可能来自世界原本是公平、正义的这个前提假设,也就是说,生活中的一切都是因果,一个人的损容是他以往过失的应得的惩罚。

• 由于不确定该如何与看起来明显不同的人进行交往和相处,人们可能会采取回避的行为。

• 由于缺乏对疾病的了解,人们可能会害怕被传染。Updike(1990)曾清晰透彻地分析了银屑病患者的实际病耻感。

他认为,面对皮肤病患者,正常人转身离开或感到不安的原因是短暂的对患者的认同感。患者的现状象征着我们自身的脆弱和缺陷,我们的防御和缺乏自主。Updike 推测,我们会离开那些使我们想起自己固有的人性和脆弱的人。

在皮肤病患病经历中,感知病耻感和实际病耻感之间的关系非常重要。心理卫生专业人员能够帮助患者解决身体意象和自尊的问题,两者间的关系和患者处理歧视行为的方式非常重要。像大多数身体和言语暴力行为一样,对实际病耻感行为的感知会影响许多皮肤病患者对生活方式的选择。一个很好的例证,就是根据 Leventhal 等的疾病表现形式模型(1984)可以有预见性地构建一个人的疾病框架。针对皮肤病患者的令人不快、攻击性的评论产生的原因是多数人认为:因为他们已经"拥有"这种皮肤病,他们只能自己承受这种待遇。这源于对常见的皮肤病发病原因的误解("我吃错了食物""我没有正确地清洗"),或者从孩提时代就留传下来的有关皮肤病的观念(例如那些认为皮肤病源自他们初次发病时所处的场景),或者一些令其更容易自责的患者的个人认知因素。无论原因如何,一些皮肤病患者自己承担起问题的责任,让羞耻从别人的言论中产生,看着它慢慢渗透,以不影响他人的方式令自己低沉、消极。再加上聚焦完美视觉的形象产业,实际病耻感令许多皮肤病患者感到沮丧、甚至失能,以至于他们对自己皮肤的看法最终占据了他们整体的自我评价,并可能扩散到个人生活的其他方面而影响自尊,这些方面最初与他们对自身皮肤病的看法完全无关。许多人可以从工作业绩、学术成就、亲密关系等多个方面获得自身的价值感,但对于那些从心底确信自己的皮肤代表自身本质的人来说,所有这些自尊的来源毫无意义。

事实上,通过在疾病的背景下表达自己或认为他人在疾病中表达他们的自我,患者对所患疾病做出反应的阈值受其多年来形成和强化的自我认知表征的影响。

　　Linville(1987)认为个体对压力易感性的差异受自我认知概念化的影响；更准确地说是由于自我表征复杂性的差异。认知的复杂性被定义为更多的自我维度以及维持自我维度之间更大的距离。作者强调，对那些设法产生更多复杂性的人来说，由于只限于自我表征的一小部分，负面事件的影响较少。现实中，当负面事件和实际上负面认知的影响降低时，这种逻辑也被用于认知行为治疗(cognitive-behavioural therapy，CBT)的模型中。作者指出，当人们面临巨大压力时，高自我复杂性可以缓解抑郁和疾病。

　　如果过去由于特定的原因或情况，形成了自我维度划分得很小的早期自我观念，那么，对身体的负面关注可能会产生一种体验，激发人们对整个自我的负面感觉和消极观念。那就是，作为丈夫，作为爱人，作为父亲、雇员、朋友的自我，作为一个聪明的、有价值的人。

皮肤病和心理治疗：心理学提供帮助的实例

　　证据显示：认知层面疾病的表现方式的重要性对于皮肤病患者生活的多个方面的影响都很重要。因此，如果我们假设疾病图式暗含于行为和应对策略中，那么，错误的图式将导致不正常的反应。疾病图式代表了感知和认知的学习模式，并且特别抗拒改变。为了改变适应不良的疾病和／或个人表现、改变无效的应对策略，必须理解患者当前的观念结构：包括了解他们感知疾病不同方面的方式以及患者所体现的他们如何看待和感受的方式。这样的理解必须被用于产生新的体验来纠正现存的系统。例如，当评估系统改变了健康问题的定义并使一个容易处理的问题变得难以解决，或者打击了患者掌控疾病及其生活不受疾病影响的信心时，患者维持治疗或限制疾病行为的动机将会减少或消除(Papadopoulos & Walker，2003)。

　　成年皮肤病患者的患病体验差别极大,一些皮损分布广泛的患者可以几乎不受影响,而另一些人,则可能会被相对较小、细微甚至是难以发现的病变所折磨。这种心理和生理特性(或具体和抽象方面,正如 Leventhal 的术语的概念化)差异悬殊的原因,与损容性皮肤病对社会心理适应的影响非常复杂有关。人们根据既往有关自我价值的知识和观念,对身体的意象以及以往对皮肤病的了解,形成了他们的疾病表现形式,目的是形成一个相对独特的疾病概念。

Jake 的案例

　　下面要讲的案例很有启发性,患者 Jake,是一位有 10 年银屑病病史的 29 岁的男性患者:

　　“记事起,我就是个彻底的体育迷。青少年时期是本郡和学校的板球、橄榄球和足球队队员。直到高中,我的腿上出现了牛皮癣,从那以后,一切都改变了。我开始清楚地意识到,我不能去淋浴房,以免洗澡时被队友们看到,感觉自己被嫌弃。我知道他们会想这种病会传染。你知道,我起初也是这么认为的,感觉自己得了麻风或者其他什么东西,因此为了不让这种事情发生,我渐渐退出了运动,确切地说是球队。我想在夏天天气变暖的时候也会发病。现在我的病情进展更快,所以无论天气如何,我总是把自己捂起来。这意味着在炎热的夏天我常常不舒服,并且要时时保持警惕,但至少这样做,我的病不会被别人看到。”

　　“可惜的是,我不能继续运动了。虽然很担心我的牛皮癣复发,但我猜自己可能患了更严重的疾病。”

　　这位来自伦敦大都会大学研究治疗计划的参与者,他的心声展现了这些患者可能面对的诸多问题的很多信息。Jake 一得病,一些戒律就自动激活,为 Jake 建构了一个他的病情以及可能对日常生活的影响的框架：情不自禁地想象自己要面对同伴、队友和公众因为害怕传染病、害怕麻风病的拒绝态度，这种假想未经验证、也未受质疑，却成为他对疾病未来发作时面对的社会情境模式的认知。与"这个疾病的表现如何"一起闪现进脑海中的还有"其他人的想法是什么"？对疾病社会影响的顾虑令 Jake 的生活质量下降，限制了他对服装的选择，让他时刻对自己皮肤是否外露保持警觉。缺乏现实验证、没有其他的替代想法，导致了他必须接受不再能参加以前他可以尽情享受的体育运动。

这个案例提示了认知结构的重要性，在建立疾病观念框架、社会内涵以及患者认可损容性疾病对其生活造成影响的各个方面。正如本书第 8 章曾经提及，认知行为治疗（CBT）允许我们挑战和改变这些想法和观念。它允许参与者处于自己的自动思维和行动之外，并得以反思他们日常生活受限的方面，然后发现事实并非如此。通过改变患者内心深处对自身和疾病的基本的概念化，CBT 可以发挥作用，从而使患者不再受限于他们所建构的未经验证的表现。

在多数案例中，尤其是 Jake 的来访中，关键的问题是，为什么形成了这样的疾病观？为什么最初 Jake 会认为他的朋友和同事，更不用说陌生人，一定会对他的银屑病作出负面的反应。Jake 患病时已经有了 19 年的人生经验，建立并塑造了自己的认知结构，指导他应对所面临的各种挑战。另一位皮肤病患者可能不像 Jake 这样有自动想法产生，正是这一病史在影响和引导我们的行为方面发挥着重要的作用。

身体作为审美的对象

个体 CBT 可以让治疗师深入了解 Jake 对自己的看法以及

他对个人身体美学的价值观。许多模式奠定于生命的早期,而那些适应不良的行为、观念可以与后来适应不良中的经验相融合,导致产生如社交焦虑,羞愧和自卑等后果。

从美学的角度看待身体,而非聚焦于各方面的功能,自我批评可以作为用不可思议的高标准来判断自我的方法。患者自我维度的数量以及他们划分自我认知方面的程度深刻影响着特定社会背景下的自我价值感。CBT 可以帮助咨客把自我与疾病概念分开,在许多案例中,这都是最核心的问题,因为疾病在美学的意义上常表现为自我。与患者一起,再次强调自我的各个方面并不依赖于身体,帮助他们理解其他人通常不会根据患者的身体和他们的皮肤病做出判断,这是治疗过程中的关键方面。

心理学与治疗

如前文所述,心理干预带来的获益引起了极大的关注。本书在第 8 章中进行了详细讨论,通过文献显示心理干预被用于多种皮肤疾病(Van Moffaert,1992;Papadopoulos & Bor,1999),也介绍了一系列具体的技术和方法,包括精神分析和催眠(Gray & Lawlis,1982)、行为技术(Wolpe,1980)以及 CBT(Papadopoulos et al.,1999)。已经证明这些方法产生了明显的临床改善(Van Moffaert,1992),还有助于提高人们的生活质量(Papadopoulos et al.,1999)。团体治疗同样有效,患者孤独、寂寞的感受减轻,在信任和理解的氛围中,自信和接纳逐渐形成。

咨询或治疗技术在皮肤科的使用包含了患者具有应对和解决自身问题能力的理念。在皮肤病的治疗中,这通常意味着患者具有可以将自己从不断发展变化的病情中分离出来的能力,允许他们的自我概念和生活质量独立发展,而不依赖于疾病的发作性本质或疾病的严重性和可见性。

然而，为了最大化医疗卫生专业人员提供给患者的实际效益，特别需要进一步评估这些不同的方法，未来的研究应该集中于方法学的有效性，通过比较模式范例来达到目标。本领域的大部分研究采取的是个案或小样本的组间试验或不充分的对照比较，结果指标相对粗糙，有时甚至只是一位临床人员的非文件记录的观察。同样值得注意的是，绝大多数的工作都来自西方国家，因此所发现的结果可能无法推广到其他文化，心身性皮肤病治疗的深入研究应该着重于这一方面。以往的多数工作以回顾性研究为主，因此可以得到的结论有限（Papadopoulos et al.，1999）。此外，理论的连贯性应始终是研究的目标，以便建立一个有意义和有用的框架，为以后的研究和临床治疗奠定基础。

专业性的展望

心理治疗对某些皮肤病患者的好处是众所周知的，但使用心理治疗与病耻感有关，重要的是知道患者对这种治疗的看法和了解程度。可以说，如今就医的患者比以往任何时候都更了解医学而且更加成熟，对传统的治疗方法经常表示不满意，反而经常积极地寻求替代疗法和辅助治疗。Fried（2002）认为，学科中的专业人士，包括精神科医生、儿科医生、护士、社会工作者以及其他心理卫生人员，作为"皮肤情感专家"参与咨询益处多多，这可以提高患者接受心理咨询转诊建议的比例。

皮肤病患者的教育程度当然非常重要，但是我们也必须记住，不同医疗卫生专业人员的知识基础也不尽相同。一般来说，皮肤病专科医生和皮肤科专业人员接受的是医学专业训练，因此可能不具备疾病的社会心理方面以及儿童健康发育的基本专业知识。为了全面地告知患者,我们必须确保皮肤科专业人员熟悉关于皮肤病社会心理方面的日益增长的知识。

临床医生肩负重任,不仅要治疗皮肤疾病,而且要了解患者发展出个性疾病表现的原因。那些担心将心理治疗纳入其整体治疗的患者,应该反思他们僵化地遵从单纯的医学治疗的效果,这种僵化可能导致患者固定而错误地认为这只是躯体疾病的观念。

心身性皮肤病:多学科融合

正如引言中所提到的,本文旨在为心理学专业人士、精神科医生、全科医生、护士、皮肤科医生和其他为皮肤病患者提供咨询、治疗与服务的专业人员提供他们感兴趣的内容。事实上,这个多学科的读者群是本书创作的重要背景。我们希望本书提供的是多个不同健康专业的实用和理论性的知识范例,尽可能减少跨学科的误解。本书重点关注在本领域工作的精神心理卫生专业人员,这个领域还有许多未知。

我们希望医疗卫生专业人员在心身性皮肤病学的关键性的实践中,如果遇到超出各自专业范围的情况时可以多一些自信。这既可以是皮肤科医生更多地了解患儿及其家长受到特定疾病的影响的方式,也可以是一个精神科医生学习更多的皮肤病的心理神经免疫学理论的方式。

生理学和社会心理学研究在出版领域分属在两个不同的分类,让心身性皮肤病这一学科文章的发表受到明显的限制。皮肤科医生很少会订阅有关健康心理学的期刊,许多心理学工作者也不太可能了解皮肤科的最新进展,弥合这种差距的桥梁至关重要。"皮肤病学和心身医学"这样的期刊开始在融合领域的研究产出方面发挥关键的作用,已经可以被越来越多的学术界和专业读者所获取,我们希望本书同样能够发挥类似的作用。

未来的框架

在应对健康威胁和关于疾病表现形式的研究方面,如何加强理论和实证研究之间的联系是未来研究的重点问题之一。随着对应对过程的理解,内隐健康模型(implicit health models)的概念逐渐形成,对试图弥补这两个领域之间存在的鸿沟是一个有意义的尝试(Croyle,1992)。

对皮肤病患者来说,治疗这个问题非常重要,我们知道,无论是基于心理学还是医学的任何单一的治疗方法对许多心身性皮肤病患者注定是无效的,两者联合的方法,可以使每一位患者得到恰当、独特或者综合的治疗。如前所述,皮肤病的严重程度与社会心理共病之间的关系尚未彻底阐明,再次提示了这种独特方法的重要性。许多皮肤病患者建议,临床医生在倾听及提升共情能力方面需要更多的培训,特别是面对搔抓障碍的患者。

最后,在这个领域工作的难点之一是发现政府、专业人员和志愿机构尚未紧密配合,未能通过更新信息、提供支持,确保整个国家内的服务都保持一致,让所有患者受益。然而值得一提的是,心身性皮肤病学蓬勃发展的未来充满希望。在一个实质性研究的项目中,我们发现面对未来的挑战,许多皮肤科专业人员对促进学科发展的一切工作都充满了热情。从最近成立的首届英国心身性皮肤病研究小组可见一斑。积极的研究态度,本书已经展示的团结合作精神,表明围绕解决本领域内患者的需求,我们将更加有效地迈进。

（蒋文静　孙瑞凤　译,张海萍　校）

参考文献

Affleck, C., Tenner, H., Croog, S., & Levine, S. (1997). Causal attribution, perceived benefits and morbidity after a heart attack: an 8-year study. *Journal of Consulting and Clinical Psychology*, **55**, 29–35.

Croyle, R.T. (1992). Appraisal of health threats: Cognition, motivation, and social comparison. *Cognitive Therapy and Research*, **16(2)**, 165–182.

Finlay, A.Y., Khan, G.K., Luscombe, D.K., & Salek, M.S. (1990). Validation of Sickness Impact Profile and Psoriasis Disability Index in psoriasis. *British Journal of Dermatology*, **123**, 751–756.

Fortune, D.G., Main, C.J., O'Sullivan, T.M., & Griffiths, C.E.M. (1997). Quality of life in patients with psoriasis: the contribution of clinical variables and psoriasis-specific stress. *British Journal of Dermatology*, **137**, 755–760.

Fortune, D.G., Richards, H.L., Griffiths, E.M., & Main, C. (2002). Psychological stress, distress and disability in patients with psoriasis: consensus and variation in the contribution of illness perceptions, coping and alexithymia. *British Journal of Clinical Psychology*, **41**, 157–174.

Fried, R.G. (2002). Non-pharmacologic Treatments in Psychodermatology. *Dermatologic Clinics*, **20(1)**, 177–185.

Grandfield, T., Thompson, A., & Turpin, G. (2004). An attitudinal study of responses to dermatitis using the implicit association test. *Poster presented at the Annual British Psychological Society Conference*, April, 2004.

Gray, S.G., & Lawlis, G.F. (1982). A case study of pruritic eczema treated by relaxation and imagery. *Psychological Reports*, **51**, 627–633.

Linville, P.W. (1987). Self-complexity as a cognitive buffer against stress-related illness and depression. *Journal of Personality and Social Psychology*, **2(4)**, 663–676.

Lau, R.R., & Hartman, K.A. (1983). 'Common sense representations of common illnesses'. *Health Psychology*, **2(March)**, 167–185.

Leventhal, H., Nerenz, D.R., & Steele, D.J. (1984). Illness representations and coping with health threats. In: A. Baum, S.E. Taylor, & J.E. Singer (Eds), *Handbook of Psychology and Health*. Hillsdale, NJ: Erlbaum.

Leventhal, H., Benyamini, Y., Brownlee, S., Diefenbach, M., Leventhal, E.A., Patrik Miller, L., & Robitaille, C. (1997). Illness representations: Theoretical foundations. In: K.J. Petrie, & J.A. Weinman (Eds), *Perceptions of Health and Illness*. Amsterdam: Harwood Academic Publishers.

Papadopoulos, L., & Bor, R. (1999). *Psychological Approaches to Dermatology*. BPS Books. Leicester, England.

Papadopoulos, L., & Walker, C.J. (2003). *Understanding Skin Problems*. John Wiley & Sons Ltd. Chichester.

Papadopoulos, L., Bor, R., & Legg, C. (1999). Coping with the disfiguring effects of vitiligo: a preliminary investigation into the effects of cognitive–behavioural therapy. *British Journal of Medical Psychology*, **72(3)**, 385–396.

Richardson, J. (1997). Chapter 10. In: R. Lansdown, N. Rumsey, E. Bradbury, T. Carr, & J. Partridge (Eds), *Visibly Different: Coping with Disfigurement*. Oxford: Butterworth-Heinmann.

Robinson, E., Rumsey, N., & Partridge, J.P. (1996). An evaluation of the impact of social interaction skills training for facially disfigured people. *British Journal of Plastic Surgery*, **49**, 281–289.

Schober, R., & Lacroix, J.M. (1991). Lay illness models in the enlightenment and the 20th Century: Some historical lessons. In: J.A. Skelton, & R.T. Croyle (Eds), *Mental Representations in Health and Illness*. New York: Springer Verlag.

Updike, J. (1990). *Self Consciousness Memoirs*. London: Penguin Books.

Van Moffaert, M. (1992). Psychodermatology: an overview. *Psychotherapy and Psychosomatics*, **58**, 125–136.

Walters, E. (1997). Problems faced by children and families living with visible difference. In: R. Lansdown, N. Rumsey, E. Bradbury, T. Carr, & J. Partridge (Eds), *Visibly Different: Coping with Disfigurement*. Oxford: Butterworth-Heinmann.

Walker, C., Papadopoulos, L., & Anthis, L. (2004). The IPQ as a reliable measure of illness beliefs for adult acne patients. *Psychology, Health & Medicine* (in press).

Weinman, J., Petrie, K.J., Moss-Morris, R., & Horne, R. (1996). The illness perception questionnaire: a new method for assessing the cognitive representation of illness. *Psychology and Health*, **11**, 431–445.

Wolpe, J. (1980). Behaviour therapy for psychosomatic disorders. *Psychosomatics*, **21**, 379–385.

图书在版编目（CIP）数据

心身性皮肤病：皮肤病的心理影响 /（英）卡尔·
沃克（Carl Walker）主编；张海萍，朱雅雯主译 . —
北京：人民卫生出版社，2021.10
　ISBN 978-7-117-32253-9

　Ⅰ.①心…　Ⅱ.①卡…②张…③朱…　Ⅲ.①神经性
皮肤病　Ⅳ.①R758.3

　中国版本图书馆 CIP 数据核字（2021）第 210660 号

人卫智网	**www.ipmph.com**	医学教育、学术、考试、健康， 购书智慧智能综合服务平台
人卫官网	**www.pmph.com**	人卫官方资讯发布平台

图字：01-2021-6466 号

心身性皮肤病：皮肤病的心理影响
Xinshenxing Pifubing：Pifubing de Xinli Yingxiang

主　　译：张海萍　　朱雅雯
出版发行：人民卫生出版社（中继线 010-59780011）
地　　址：北京市朝阳区潘家园南里 19 号
邮　　编：100021
E - mail：pmph @ pmph.com
购书热线：010-59787592　010-59787584　010-65264830
印　　刷：北京盛通印刷股份有限公司
经　　销：新华书店
开　　本：850×1168　1/32　　印张：6
字　　数：150 千字
版　　次：2021 年 10 月第 1 版
印　　次：2021 年 12 月第 1 次印刷
标准书号：ISBN 978-7-117-32253-9
定　　价：50.00 元

打击盗版举报电话：010-59787491　E-mail：WQ @ pmph.com
质量问题联系电话：010-59787234　E-mail：zhiliang @ pmph.com

52检